中医诊断与临床用药

王漫漫　冯宇飞◎著

汕頭大學出版社

图书在版编目（CIP）数据

中医诊断与临床用药 / 王漫漫，冯宇飞著. -- 汕头：
汕头大学出版社，2019.7
ISBN 978-7-5658-3974-0

Ⅰ.①中… Ⅱ.①王… ②冯… Ⅲ.①中医诊断学②
中药学—临床药学 Ⅳ.①R241②R285.6

中国版本图书馆CIP数据核字(2019)第104545号

中医诊断与临床用药
ZHONGYI ZHENDUAN YU LINCHUANG YONGYAO

著　　者：王漫漫　冯宇飞
责任编辑：汪小珍
责任技编：黄东生
封面设计：木舍予
出版发行：汕头大学出版社
　　　　　广东省汕头市大学路 243 号汕头大学校园内 邮政编码：515063
电　　话：0754-82904613
印　　刷：朗翔印刷（天津）有限公司
开　　本：710mm×1000mm　1/16
印　　张：11.25
字　　数：200千字
版　　次：2019 年 7 月第 1 版
印　　次：2019 年 9 月第 1 次印刷
定　　价：78.00 元
ISBN 978-7-5658-3974-0

PREFACE

前　言

　　中医诊断学是在中医学理论指导下，研究诊法、诊病、辨证的基本理论、基本知识和基本技能的一门学科，是基础理论与临床各科之间的桥梁。中药学是祖国医学的一个重要组成部分，是历代医药学家在临床实践基础上总结出来，并已形成了独特理论体系的实用科学，是中华民族文化中的精华和瑰宝。

　　本书主要以中医诊断、中药临床应用和中药制剂为主线，立足临床，注重实用，博取遴选，力求精当。写作内容包括：八纲辨证、脏腑辨证、预防与治则、常用中药与方剂、中药前处理技术。

　　本书凝聚了全体编委及参编单位老师们的集体智慧，大家尽心尽力，若仍有疏误之处，敬请广大师生提出宝贵意见，以便再版时修订提高。

CONTENTS
目 录

第一章　八纲辨证

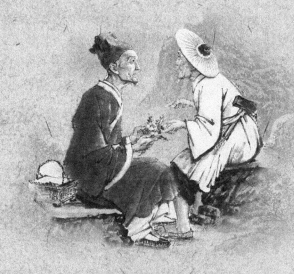

第一节　八纲基本证候

八纲基本证候，即表证与里证、寒证与热证、虚证与实证、阴证与阳证，是四对既互相对立又互有联系的证候。

一、表里辨证

表里是辨别病位内外和病势深浅的两个纲领。表里的概念有广义和狭义之分。

广义的表里是相对的，从病位来说，躯壳与脏腑相对而言，躯壳为表，脏腑为里；脏与腑相对而言，腑属表，脏属里；经络与脏腑相对而言，经络属表，脏腑属里；经络中三阳经与三阴经相对而言，三阳经属表，三阴经属里；皮肤与筋骨相对而言，皮肤为表，筋骨为里等。从病势深浅来看，病邪入里一层为深为里，病邪出表一层为浅为表。狭义的表里，认为身体的皮毛、肌腠相对为外为表；脏腑、骨髓、气血相对为内为里。所以从广义的表里来说，病位的内外和病势深浅，都不可作绝对地理解；但狭义的表里则有所特指。从表里两纲的具体内容而论，更侧重狭义的表里概念。

因此，从某种角度上说，外有病属表，病较轻浅；内有病属里，病较深重。从病势上看，外感病中病邪由表入里，是病渐增重，为病进；病势由里出表，是病势减轻，为病退。

任何疾病的辨证都应分辨病位的表里。内伤杂病的证候一般属于里证范畴，因此对于内伤杂病的证候应以分辨具体脏腑等病位为主。而对于外感病来说，分辨表里其意义则尤为重要。这是因为外感病往往具有由表入里、由轻而重、由浅而深的传变发展过程。所以，表里辨证是对外感病发展阶段性的最基本的认识，它可说明病情的轻重浅深及病机变化的趋势，从而掌握疾病的演变规律，取得诊疗的主动权。从某种意义上说，六经辨证、卫气营血辨证，都可理解为是表里、浅深、轻重层次划分的辨证分类方法。

（一）表证

表证是外感邪气经皮毛、口鼻而入，侵入机体的皮毛、肌腠，正气（卫气）抗邪所表现的轻浅证候。

【临床表现】

主要症状有恶寒（或恶风）发热，头身疼痛，舌淡红、苔薄白，脉浮。或兼见鼻塞、流清涕、喷嚏、咽喉痒痛、微咳等症。

【证候分析】

外感邪气客于皮毛、肌腠，阻遏卫气的正常宣发，郁而发热。卫气受遏，失其"温分肉，肥腠理"的功能，肌表得不到正常的温煦，则出现恶风寒的症状。外邪瘀滞经络，气血流行不畅，以致头身疼痛。邪未入里，舌象尚无明显变化，故见舌淡红、苔薄白。外邪袭表，正气奋起抗邪，脉气鼓动于外，故脉浮。肺外合皮毛，鼻为肺窍，邪气从皮毛、口鼻而入，内应于肺，肺失宣降，则出现鼻塞流涕、喷嚏、咽喉不适或痒痛、咳嗽等症状。

【辨证要点】

以恶寒（或恶风）发热，头身疼痛，舌苔薄白，脉浮为辨证要点。表证一般具有起病急、病情轻、病程短、有感受外邪的病史等特点。

表证又有表寒证、表热证、表虚证之分。表证主要见于外感疾病初期阶段。由于表证病位浅，正气未伤，病情轻，一般1～2周就可能痊愈。但若外邪太重或治疗不当等，外邪则可进一步内传，形成半表半里证或里证。

（二）里证

里证是病变部位在内，脏腑、气血、骨髓等受病所反映的证候。

【临床表现】

里证涉及范围极为广泛，临床表现复杂多样，症状繁多。很难说哪几个症状就是里证的代表症状，在排除表证及半表半里证特有症状后，余下的症状基本可归为里证的症状，如但寒不热、但热不寒、厚苔、脉沉等。里证的具体证候辨别，必须结合脏腑辨证、病性辨证等，才进一步明确。里证按八纲辨证分类有里寒证、里热证、里实证、里虚证。

【证候分析】

里证的成因，大致有三种情况：一是外感邪气客于皮毛、肌腠，先形成表证，但因所感的外邪太盛或误治、失治等因素，使在表的邪气不解，内传入里，侵犯脏腑、气血等，邪正交争于里形成里证；二是外邪直接入里，侵犯脏腑等部位，即所谓"直中"为病；三是因情志内伤、饮食劳倦、痰饮、瘀血等因素，直接损伤脏腑，使脏腑气机失调或致气血津精等受病而出现的各种证候。

因形成里证的途径不同，涉的病种、证候繁多，所以各里证之间的发病情况、轻重情况、预后情况等差异很大，在排除表证及半表半里证后，均可归为里证的症状。

【辨证要点】

里证多见于外感病的中、后期阶段或内伤疾病之中。里证其起病可急可缓，与表证相比一般病情较重、病程较长。排除表证及半表半里证后，基本可诊断为里证。

附：半表半里证

半表半里证是指病位既不在表也不在里的证候，多因外感邪气由表内传而未达里，或在里的邪气向外透发而未达表，邪气相搏于半表半里之间而形成的证候。临床常见于伤寒病的少阳病证。

少阳病证是指外感病邪由表入里的过程中，邪正纷争，少阳枢机不利，病位处于表里进退变化之中所表现的证候，以寒热往来、胸胁苦满、默默不欲饮食、口苦咽干、脉弦等为特征性表现。

（三）表里证鉴别要点

表证和里证的鉴别，主要从症状和病史特点进行。症状鉴别重点是审察寒热、舌象、脉象等变化。具体鉴别内容如下：

（1）表证多发热恶寒同时并见；但发热不恶寒或但寒不热的属里证；寒热往来的属半表半里证。

（2）表证以头身疼痛、鼻塞或喷嚏等体表官窍症状为常见症状；里证以脏腑相关症状如心悸、咳喘、胸腹痛、呕、泻等表现为主症；半表半里证则有胸胁苦满等特有表现。

（3）表证及半表半里证舌苔变化不明显，里证舌苔多有变化；表证多见浮脉，里证多见沉脉或其他多种脉象。

（4）病史特点上，表证起病急、病情轻、病程短等；里证虽起病可缓、可急，但一般病情较重，病程较长。

二、寒热辨证

寒热是辨别疾病性质的两个纲领。

机体阴阳的偏盛偏衰具体体现于证候的寒热性质，阴阳是决定疾病性质的根本，所以说寒热是辨别疾病性质的两个纲领。致病邪气有阴阳属性之分，阳邪为病，机体阳气偏盛则形成热证；阴邪为病，机体阴气偏盛则形成寒证，即《素问·阴阳应象大论》所谓："阳盛则热，阴盛则寒。"人体正气有阳气阴液之分，阴液亏虚，阳气偏盛则为热证；阳气亏虚，阴寒偏盛则为寒证，即《素问·调经论》所谓："阳虚则外寒，阴虚则内热。"

判断寒证或热证，不能单凭恶寒或发热的单一症状，必须四诊合参，全面分析辨别。因为寒证、热证和寒象、热象具有本质上的差别，如恶寒、发热指的是寒热的具体症状，如恶寒既可出现于表寒证也可出现于表热证，发热既可出现于表热证也可出现于表寒证；而寒证与热证则是对疾病处于某一阶段的病理概括，它能反映疾病的本质，是论治的前提和依据。

寒象、热象与寒证、热证既有区别又有联系。寒证多见寒象，热证多见热象，在一般的疾病中，疾病的本质和现象多是相符的，这是矛盾的普遍性。然而也可能出现本质与现象不一致的情况，如真热假寒证可见表面有寒象，真寒假热证可见表面有热象，这是矛盾的特殊性。

（一）寒证

寒证是感受寒邪，或阳虚阴盛，导致机体功能活动衰减，表现出以寒冷为特点的证候。

【临床表现】

恶寒，畏寒，肢凉，冷痛，喜暖，口淡不渴，肢冷蜷卧，痰、涎、涕清稀，小便清长，大便稀溏，面色㿠白，舌淡苔白而润，脉紧或迟等。

【证候分析】

临床上寒证有实寒证、虚寒证之分，实寒证从病位上又划分为表寒证和里实寒证。表寒证是风寒邪气袭于肌表所致，其起病急，病程短；里实寒证多是因外感寒邪直中于里，或过服生冷寒凉所致，其起病急骤，患者体质壮实，病程较短。虚寒证即阳虚证，病位在里，多因内伤久病，阳气耗伤而阴寒偏胜所形成，也可从实寒证发展而来。其病程长，起病缓慢，患者体质虚弱，多表现为喜热畏寒等脏腑阳气不足、功能衰退的症状。因寒证有虚实差异、病位的表里之别，因此临床表现各有不同，但"寒、凉"症状是其特征。

阳气亏虚或寒邪遏制阳气，阳气不能发挥其温煦形体的作用，故见恶寒、畏寒、肢凉、冷痛、喜暖、蜷卧等症；阴寒内盛，津液未伤，故口不渴，痰、涎、涕、尿等分泌物、排泄物澄澈清冷，舌苔白而润；寒邪遏阳或阳虚，阳气鼓动温煦功能下降，水湿内生下注肠道则大便稀溏；阳气亏虚，鼓动血脉之力不足，故脉迟；寒凝滞脉道，脉道拘急收缩，则脉紧。

【辨证要点】

以恶寒、畏寒、肢凉、冷痛，痰、涎、涕清稀，舌淡苔白而润，脉紧或迟等为辨证要点，具有"冷、白、稀、润、静"的特点。

（二）热证

热证是感受热邪，或机体阳盛阴不虚，或阴虚阳盛导致的以温热为特点的证候。

【临床表现】

发热，恶热喜冷，口渴喜饮，面赤，烦躁不宁，神昏谵语，痰、涕黄稠，吐血衄血，小便短黄，大便干结，舌红苔黄、干燥少津，脉数等。

【证候分析】

临床上热证有实热证、虚热证之分，实热证从病位上又划分为表热证和里实热证。表热证多为风热之邪袭于肌表所致，其起病急，病程短，病情轻浅；里实热证多是因火热阳邪侵袭于里，或过服辛辣温热之品，或体内阳热之气过盛所致，其病势急而形体壮，因热为阳邪，最易伤人阴液，所以热邪轻则伤津耗液，重则致津枯血少而引起动风、亡阴等病变。虚热证病位在里，多因内伤久病，阴液耗损而致虚阳偏亢所致，其起病缓，形体多瘦弱，常用于慢性消耗性疾患，病程长。因热证有虚实差异、病位有表里之别，因此临床表现各有不同，但"火、热"症状是其特征。

阳热偏盛，则发热如壮热，恶热而喜冷。热盛伤阴，津液被耗，故小便短赤，大便干结。津液亏虚，引水自救，故口渴喜冷饮。火性上炎，浮络充盈，则见面红目赤。热邪扰乱心神，则烦躁不宁，甚者神昏谵语。火热煎熬津液，则痰、涕等分泌物黄稠。热邪迫血妄行，灼伤血络，则吐血衄血。舌红苔黄燥，为里热伤阴之征。阳热亢盛，加速血行，故脉数。

【辨证要点】

以发热，口渴喜饮，面赤，痰、涕黄稠，溲黄便秘，舌红苔黄，脉数等为辨证要点，具有"热、黄、稠、燥、动"的特点。

（三）寒热证鉴别要点

寒热两纲是机体阴阳盛衰的反映，是疾病性质的主要体现。因此，寒证与热证的鉴别是临床诊病辨证的重要内容。辨别寒证与热证，不能孤立地根据某一症状判断，应结合四诊获得的临床资料，对疾病的全部表现进行综合观察，细致分析各种临床表现，其中对寒热的喜恶、口渴与否、面色的赤白、四肢的温凉、二便、舌象、脉象等内容的甄别尤为重要。具体鉴别内容如下：

（1）寒证恶寒或畏寒喜温，热证恶热喜凉；寒证四肢多不温，热证四肢多灼热。

（2）寒证多口不渴；热证多口渴喜饮。

（3）寒证面色㿠白；热证面色红。

（4）寒证小便清长，大便稀溏；热证小便短赤，大便干结。

（5）寒证舌淡红或淡白苔润，脉迟或紧；热证舌红或红绛苔黄，脉数。

三、虚实辨证

虚实是辨别正气强弱与邪气盛衰的两个纲领。实主要指邪气盛实，邪气与正气相争；虚主要指正气不足，正气无力抗邪。《素问·通评虚实论》所谓："邪气盛则实，精气夺则虚。"

虚与实主要反映的是病变过程中人体正气和致病邪气的盛衰变化及力量对比，而邪正斗争是疾病全过程中的根本矛盾，所以分析疾病中邪正的盛衰关系，做出疾病的虚实判断是辨证的基本要求之一。通过虚实辨证，可以了解病体的邪正盛衰，为治疗提供依据。实证宜取其有余，祛除邪气；虚证宜益其不足，补其正气。临床上虚实辨证时需与表里寒热、脏腑气血等联系起来，全面分析，方使攻补适宜。

（一）虚证

虚证是对人体正气虚弱所产生的各种虚弱证候。虚证反映人体正气亏虚而邪气并不明显。

人体正气亏虚包括阳气、阴液、精、血、津液、营、卫等亏虚及脏腑虚损。因正气亏虚，虚证以抗邪能力减弱，功能活动低下、衰退为特点。

【临床表现】

阳气、阴液、精、血、津液、营、卫亏虚及脏腑虚损可形成各种表现极不一致的虚证，很难用几个症状全面概括虚证的表现。但临床上虚证一般多见于久病，体质弱者。常见的症状有神疲乏力，面色少华，畏寒肢冷，声低息微，懒言，自汗或盗汗，消瘦，颧红，舌质娇嫩，脉虚无力等。

【证候分析】

虚证的形成有先天禀赋不足和后天失养两方面，以后天失养为多见，其中饮食不节、劳逸过度、房事过度等为最常见的致病因素。虚证病位在里，从八纲划分有虚寒、虚热之别。阳气虚弱，鼓动、温煦、固摄功能下降，则神疲乏力、面色少华、畏寒肢冷、声低息微、懒言、自汗。阴液亏虚，机体失于滋润濡养则消瘦。阴虚虚热内生则颧红盗汗。阳气亏虚，阴液不足则舌质娇嫩。气虚鼓动无力则脉虚无力。

【辨证要点】

以不足、功能低下、衰退等症状为辨证要点。舌嫩、脉虚无力是虚证的共性症状，多见于久病、病程长，体质素弱者。

（二）实证

实证是对感受外邪或其他因素使脏腑功能、阴阳气血失调，气机紊乱，火热邪气内生以及痰瘀等病理产物聚积所形成的各种临床证候的概括。

实证以邪气盛实为主，但正气不虚，有充分的抗邪能力，故邪正斗争一般较为剧烈，表现为有余、亢奋、停聚的特点。

【临床表现】

因邪气侵袭或停留的部位及邪气性质不同，导致临床上形成各种实证证候。这些实证证候各自有着不同的表现，使实证表现出来的症状繁多，很难以哪几个症状作为实证的代表。但这些不同的实证证候因有着共性的病理特点，所以在临床表现上有着共性的特征。

常见的症状有发热烦躁，神昏谵语，痰涎壅盛，胸闷气粗，腹胀满痛拒按，大便秘结，暴泻，里急后重，小便淋漓涩痛，舌质苍老、苔厚腻，脉实有力等。病史上一般具有新病、暴病、病情急剧、病程较短、体质壮实等特点。

【证候分析】

实证有表实证和里实证之分，里实证有寒热之别且病位又有在脏腑、气血等的不同，故范围极为广泛。形成实证的主要途径有两方面：一是外感六淫、疫疠等邪气侵袭机体；二是精神因素、劳逸、饮食不节等致脏腑功能失调，机体气机瘀滞，产生的火热、宿食、痰瘀、水湿等邪气停聚于体内。

邪热亢盛，故发热；邪热扰乱心神，故烦躁不宁，神昏谵语；痰浊阻肺，宣降失司，故痰涎壅盛，胸闷气粗；实邪积于肠胃，腑气不通，故腹胀满痛拒按，大便秘结；湿热蕴结肠道，传导失常，则见暴泻，里急后重；湿热下注膀胱，则小便淋漓涩痛；邪气内盛，湿浊停积，故舌质苍老、苔见厚腻；邪正相争，搏击于血脉，则脉实有力。

【辨证要点】

以有余、亢奋等症状为辨证要点。舌质苍老、脉实有力是实证的共性特点，多见于新病、暴病及体质壮实者。

（三）虚实证鉴别要点

辨别虚证与实证，主要审察发病的缓急、病程的长短、体质的强弱、精神的好坏、声息的高低、胀满的减与不减、痛处的喜按或拒按，以及二便、舌脉等方面的改变。具体鉴别内容如下：

（1）实证精神多亢奋；虚证多萎靡不振。

（2）实证体质多壮实；虚证体质多虚弱。

（3）实证病程短，多见于新病之人；虚证病程长，多见于久病之人。

（4）实证腹满胀痛拒按；虚证腹满胀痛喜按。

（5）实证舌质苍老，脉实有力；虚证舌质娇嫩，脉虚无力。

四、阴阳辨证

在阴阳学说中，阴阳对事物的属性分类是高度抽象的概念，而在对机体生理、病理等的阐述上有具体的物质内容，所以阴阳辨证的应用主要有两个方面。

（一）阴阳是类证的纲领

阴、阳分别代表事物相互对立的两个方面。凡热的、动的、兴奋的、强壮的、在外的属阳；反之，寒的、静的、抑制的、衰弱的、在里的属阴。

根据阴阳学说中阴与阳的基本属性，临床上的各种证候最终都可归属于阴证或阳证的范畴。在八纲辨证中表证、热证、实证归属为阳证；而里证、寒证、虚证归属为阴证。

由于阴证、阳证是对各种病情从整体上做出最基本的概括，阴阳两纲可以概括其余六纲，所以说阴阳辨证是辨别疾病证候类别的两个纲领，是八纲辨证的总纲。

（二）阴阳辨证的特定内容

中医学中的阴阳不仅是抽象的哲学概念，而且有许多具体的医学内容，如阳气、阴液、心阴、脾阳等。所以，阴阳辨证又包含具体的辨证内容，主要有阳虚证、阴虚证、阴盛证、阳盛证以及亡阳证、亡阴证等。其中阴盛证即是实寒证，阳盛证即是实热证，具体内容见寒热辨证。

1.阳虚证

阳虚证是指体内阳气亏损，机体温煦、推动、蒸腾、气化等作用减退，表现为人体功能活动低下并有寒象的证候。

【临床表现】

以畏寒肢冷、口淡不渴，或渴喜热饮、自汗、小便清长或尿少水肿、大便溏薄、面色㿠白、舌淡胖嫩、苔白滑、脉沉迟或沉弱无力等为常见症状，并可兼有神疲、乏力、气短等。

【证候分析】

导致阳虚证形成的原因很多，常见于三个途径：一是久病耗伤阳气；二是久居寒凉之处或过服苦寒之品使阳气逐渐耗伤；三是年高体衰致阳气不足。

阳虚可见于许多脏器组织的病变，如心阳虚证、脾阳虚证、胃阳虚证、肾阳虚证等，因此表现出各自证候特点。阳气亏虚致脏腑功能减退是共性特点。阳气的温煦、推动功能减退，则畏寒肢凉、神疲、乏力、气短、面色㿠白、脉沉迟或沉弱无力；阳气蒸腾、气化无力，水湿内生则见小便清长或尿少水肿、大便溏薄、舌淡胖嫩、苔白滑。

阳虚证往往是气虚证进一步演变发展的结果，所以阳虚常与气虚同时存在。阳虚证可演变发展为亡阳证、阴阳两虚证（因阴阳互根，阳虚损阴）。阳虚证因其温煦、推动、蒸腾、气化等作用减退，还可导致气机瘀滞，瘀血、水湿、痰饮停积而形成既有阳气亏虚又有邪气盛实的证候。

【辨证要点】

以畏寒肢凉、面色㿠白、便溏尿清或尿少水肿、舌淡胖、脉迟无力等为辨证要点。多见于久病体弱或老年患者，病势较缓，病程较长。

2.阴虚证

阴虚证是指体内阴液亏少无以制阳，以及濡养、滋润等作用减退，表现为机体生命活动物质不足并有热象的证候。

【临床表现】

形体消瘦，骨蒸潮热，五心烦热，颧红盗汗，口燥咽干，小便短黄，大便干结，舌红少苔，脉细数等。

【证候分析】

形成阴虚证的原因主要有：各种内伤杂症日久耗伤阴液；实热证中热邪伤阴或气郁化火日久耗伤阴血；房劳过度或过服温燥之品，耗伤阴液；年高体衰而阴血亏虚。

阴液亏虚，机体失却濡润滋养，则形体消瘦、口燥咽干、小便短黄、大便干结；阴液亏虚，阴不制阳，则阳气相对偏亢而生内热，故骨蒸潮热、五心烦热、颧红盗汗、舌红少苔、脉细数。

阴虚证可见于多个脏器组织的病变，如肺阴虚证、心阴虚证、胃阴虚证、脾阴虚证、肝阴虚证、肾阴虚证等，诊断时需将阴虚证的常见共性症状与脏器的各自症状特点相结合作为辨证依据。

阴液亏虚有精亏、血少、津液不足等差别。因阴阳互根，阴虚可于气虚、阳虚同时存在而成气阴两虚证、阴阳两虚证等。阴虚进一步发展可形成亡阴证及动风证候。

【辨证要点】

以潮热颧红、五心烦热、小便短黄、大便干结、舌红少苔、脉细数等为主要辨证依据。

阴虚证与阳虚证的鉴别：阴虚证的病机是阴液不足，阴不制阳，虚火内生；阳虚证病机为阳气不足，阳不制阴，虚寒内生。阴虚证与阳虚证的鉴别应从寒热、面色、汗出、口渴、二便、舌脉等方面加以区别：

（1）阳虚证畏寒肢冷喜暖；阴虚证发热，可出现低热或骨蒸潮热，五心烦热。

（2）阳虚证面色苍白或暗淡；阴虚证面色两颧潮红。

（3）阳虚证多为自汗；阴虚证多为盗汗。

（4）阳虚证口淡不渴，小便清长，大便稀溏；阴虚证口干咽燥，小便短黄，大便秘结。

（5）阳虚证舌淡胖嫩、苔白润，脉沉迟无力；阴虚证舌红绛苔少或无苔，脉细数。

3.亡阳证

亡阳证是指体内阳气极度衰微而表现为阳气将脱的危重证候。

【临床表现】

神志不清或神情恍惚，大汗淋漓，汗冷质稀味淡，畏寒，手足厥冷，呼吸气微，面色苍白，舌淡而润，脉微欲绝。

【证候分析】

在慢性虚损的病证中，亡阳证一般多是阳虚证进一步发展的结果。但因阴寒之邪极盛而致阳气暴伤，或因大汗、失精、大失血等阴血消亡而阳随阴脱，或因剧毒刺激、严重外伤、瘀痰阻塞心窍使阳气暴脱等原因也可形成亡阳证。由于阳气极度衰微而欲外脱，失却温煦、固摄、推动之能，故见冷汗、肢厥、面色苍白、神昏或神情恍惚、呼吸微弱、脉微欲绝等症状。

【辨证要点】

见于危重患者。以面色苍白、大汗淋漓、汗冷质稀、四肢厥冷、脉微欲绝等为辨证要点。

4.亡阴证

亡阴证是指体液大量耗损，阴液严重亏乏而表现为阴液欲竭的危重证候。

【临床表现】

神志不清或神情烦躁，汗热味咸、质黏如油，身灼肢温，恶热，口渴欲饮，皮肤皱瘪，小便极少，面色赤，唇舌干燥，脉细数疾等。

【证候分析】

亡阴证可在阴虚证基础上发展而来，也可因汗、吐、下太过或严重烧伤或大出血等致阴液暴脱而成。由于阴液欲绝，阴不制阳，虚热逼迫阴津外泄，故见汗出如油、脉细数疾、身灼烦渴、面赤唇焦等症状。

【辨证要点】

见于疾病危重阶段。以汗出如油、身灼肢温、神昏或神情烦躁、面色赤、舌干燥、脉细数疾等为辨证要点。

亡阴证与亡阳证的鉴别：由于阴阳互根，阳气衰竭，阴液可因无以化生而耗尽；阴液耗竭，阳气可因无以依附而散越。所以，亡阴可迅速导致亡阳，亡阳之后也往往出现亡阴，只是有先后主次的不同而已。亡阳证和亡阴证均出现于疾病的危重阶段，故必须及时、准确地辨识，抓住疾病的主要本质，以免贻误诊疗，失去抢救的机会。

在病情危重的基础上，若突然出汗不止，往往是亡阴或亡阳之兆。若是从慢性虚损的病证发展而来，亡阳证多有阳虚证的病史，亡阴证多有阴虚证的病史。若是见于急性病中，亡阳证和亡阴证多有高热大汗、剧烈吐泻、失血过多、严重外伤等病史特点。

从临床症状上鉴别亡阳证和亡阴证主要有以下内容：

（1）亡阳证之汗，冷汗淋漓，味淡而质稀；亡阴证之汗，汗热味咸，质黏如油。

（2）亡阳证畏寒，四肢厥冷；亡阴证恶热，肢温身热。

（3）亡阳证面色苍白；亡阴证面色潮红颧赤。

（4）亡阳证舌淡而润，脉微欲绝；亡阴证舌红少津，脉细数疾而按之无力。

第二节　八纲证候间的关系

八纲中，表里、寒热、虚实、阴阳各自概括一方面的病理本质。然而病理本质的各个方面是互相联系着的，即寒热病性、邪正相争不能离开表里病位而存在，反之也没有可以离开寒热虚实等病性而独立存在的表证或里证。因此，用八纲来分析、判断、归类证候，并不是彼此孤立、绝对对立、静止不变的，而是相互间可有兼夹错杂，可有中间状态，并随病变发展而不断变化。临床辨证时，不仅要注意八纲基本证候的识别，更应把握八纲证候之间的相互关系。只有将八纲联系起来，对病情进行综合性分析考察，才能对证候有比较全面、正确的认识。

八纲证候间的相互关系主要可归纳为证候相兼错杂、证候转化、证候真假三个方面。

一、证候相兼错杂

证候相兼错杂是疾病某一阶段的证候，不仅表现为病变部位既有表又有里，而且呈现寒、热、虚、实相互交错，表现为表里同病、寒热错杂、虚实夹杂，临床辨证应对其进行综合考察。

（一）表里同病

表证和里证在同一时期出现，称为表里同病。出现的原因有两类：一类是外感病，由表证兼见里证；或外感病未愈，复伤于饮食劳倦等。一类是内伤病未愈而又感外邪。

表里同病时，往往出现虚、实、寒、热等各种情况。它们之间的排列组合较为复杂。以表里与虚实或寒热分别组合而言，可见表里俱寒、表里俱热、表里俱虚、表里俱实、表热里寒、表寒里热、表虚里实与表实里虚8种情况，现简述如下：

1. 表里俱寒

里有寒而表寒外束，或外感寒邪，内伤饮食生冷等，均可引起此症。症状有头身疼痛，恶寒重发热轻，肢冷，腹痛，吐泻，脉迟或浮紧等。

2. 表里俱热

素有内热，又感风热之邪，可见此证。症状有发热，喘而汗出，咽干引饮，烦躁谵语，便秘溲赤，舌质红，舌苔黄燥或见芒刺舌，脉数等。

3. 表寒里热

表寒未解而里热已作，或里本有热而表受寒邪，可见此证。症状有恶寒发热，无汗，头痛，身痛，口渴引饮，心烦，便秘溲黄，舌苔黄白相间等。

4. 表热里寒

素体阳气不足，或伤于饮食生冷，同时感受温热之邪，可见此证。若表热证未解，过用寒凉药以致损伤脾胃阳气亦属此类。症状有发热恶寒，汗出，饮食难化，便溏溲清，舌体胖、苔略黄等。

5. 表里俱实

外感寒邪未解，内有痰瘀食积，可见此证。症状有恶寒发热，无汗，头痛，身痛，腹部胀满，二便不通，脉实等。

6. 表里俱虚

气血两虚、阴阳双亏时可见此证。症状有自汗，恶风，眩晕，心悸，食少，便溏，脉虚等。

7. 表虚里实

内有痰瘀食积，但卫气不固，可见此证。症状有自汗恶风，腹胀拒按，纳呆，便秘，舌苔厚等。

8.表实里虚

素体虚弱，复感外邪，可见此证。症状有恶寒发热，无汗，头痛身痛，时或腹痛，纳少或吐，自利等。

（二）寒热错杂

寒热错杂可分为表里与上下两部分。表里的寒热错杂表现为表寒里热及表热里寒，详见表里同病。上下的寒热错杂表现为上热下寒及上寒下热。

1.上热下寒

患者在同一时间内，上部表现为热，下部表现为寒的证候。如既见胸中烦热、频欲呕吐的上热证，又见腹痛喜暖、大便稀薄的下寒证，即属此类病证。

2.上寒下热

患者在同一时间内，上部表现为寒，下部表现为热的证候。如胃脘冷痛，呕吐清涎，同时又兼见尿频、尿痛、小便短赤，此为寒在胃而热在膀胱之证候。

上热下寒、上寒下热病因多由寒热错杂，病理为阴阳之气不相协调，或为阴盛于上，阳盛于下；或阳盛于上，阴盛于下所致。

（三）虚实夹杂

由虚证中夹有实证，或实证中夹有虚证，以及虚实并见者，都是虚实夹杂证，如表虚里实、表实里虚、上虚下实、上实下虚等。

例如，妇女干血痨证，形容憔悴，身体尪羸，五心烦热，饮食少思，一片虚象显然；但肌肤甲错，舌质紫暗，边缘有瘀点，月经停久不来，脉象涩而有力，此乃虚中夹实。又如鼓胀病久，出现腹大筋露，面色苍黄或黑，形瘦肢肿，饮食即胀，二便不利，舌质红绛或起刺、苔干糙黄腻，脉象濡缓或沉细弦数，此为实中夹虚。

兹就实证夹虚、虚证夹实、虚实并重3种情况，说明如下：

1.实证夹虚

此证常常发生于实证过程中正气受损的患者，亦可见于原来体虚而新感外邪者。其特点是以实邪为主，正虚为次。例如，外感伤寒，经发汗，或经吐下之后，心下痞硬，噫气不除，这是胃有痰湿、浊邪而胃气受损的实中夹虚之证。

2.虚证夹实

此证往往见于实证深重，拖延日久，正气大伤，余邪未尽的患者；亦可见于素体大虚，复感邪气者。其特点是以正虚为主，实邪为次。

例如：春温病的肾阴亏损证，出现于病的晚期，是邪热劫烁肝肾之阴而呈现邪少虚多的证候；症见低热不退，口干，舌质干绛，此时治法以滋阴养液、扶正为主，兼清余邪。

3.虚实并重

此证多见于以下两种情况：一是原为严重的实证，迁延时日，正气大伤，而实邪未减者。二是原来正气甚弱，又感受较重邪气的患者。其特点是正虚与邪实均十分明显，病情比较沉重。例如：小儿疳积，大便泄泻，完谷不化，腹部膨大，形瘦骨立，午后烦躁，贪食不厌，舌苔厚浊，脉细稍弦。病起于饮食积滞，损伤脾胃，虚实并见，治应消食化积与健脾同用。

二、证候转化

八纲中相互对立的证候之间，在一定条件下，可以发生相互转化。证候转化大多是指一种证候转化为对立的另一种证候，本质与现象均已变换，因此它与证候的相兼错杂、真假等概念皆不相同。但应看到，在这种质变之前，往往有一个量变的过程，因而在真正的转化之前，又可以呈现相兼夹杂之证候关系。

（一）表里出入

疾病在发展过程中，由于正邪相争，表证不解，可以内传而变成里证，称为表邪入里；某些里证，其病邪可以从里透达向外，称为里邪出表。掌握病势的表里出入变化，对于预测疾病的发展与转归，及时改变治法，截断、扭转病势，或因势利导，均具有重要意义。

1.表邪入里

表邪入里是指先有表证，然后出现里证，然后表证随之消失，即表证转化为里证，其病机为外邪入里。如外感风热之邪，形成表热证，若表邪不解，向里而成里热证。表邪入里一般见于外感病的初、中期阶段，是病情由浅入深、病势发展的反映。

2.里邪出表

里邪出表是指在里之病邪，有向外透达之势，是邪有出路的趋势，一般对病情向愈有利。如麻疹患儿，热毒内闭则疹不出，而见发热、喘咳、烦躁，若麻毒外透，则疹出而烦热喘咳亦除。外感温热病中，高热烦渴之里热证，随汗出而热退身凉；热入营血，随斑疹、白㾦的出现而身热、谵语、烦躁减轻。但里邪出表并不是里证转化成表证。

（二）寒热转化

寒证与热证有着本质的区别，但在一定的条件下，寒证可以化热，热证可以转寒。

1.寒证化热

是指原为寒证，后出现热证，而寒证随之消失的病变。常见于外感寒邪未及时发散，而机体阳气偏盛，阳热内郁到一定程度，于是寒证变成热证；或是寒湿之邪郁遏而机体阳气不衰，常易由寒而化热；或因使用温燥之品太过，亦可使寒证转化为热证。如寒湿痹证，初为关节冷痛、重着、麻木，病程日久，或温燥太过，而变成患处红肿灼痛；哮病因寒引发，痰白稀薄，久之见舌红苔黄，痰黄而稠；痰湿凝聚的阴疽冷疮，其形漫肿无头，皮色不变，以后转为红肿热痛而成脓等，均是寒证转化为热证的表现。

2.热证转寒

是指原为热证，后出现寒证，而热证随之消失的病变。常见于邪热毒气严重的情况下，或因失治、误治，以致邪气过盛，耗伤正气，正不胜邪，功能衰败，阳气散失，故而转化为虚寒证，甚至表现为亡阳的证候。

寒证与热证的相互转化，是由邪正力量的对比所决定，其关键又在于机体阳气的盛衰。寒证转化为热证，是人体正气尚强，阳气较为旺盛，邪气才会从阳化热，提示人体正气尚能抗御邪气；热证转化为寒证，是邪气衰而正气不支，阳气耗伤并处于衰败状态，提示正不胜邪，病情险恶。

（三）虚实转化

在疾病发展过程中，由于正邪力量对比的变化，实证可以转变为虚证，虚证亦可转化为实证。实证转虚临床常见，基本上是病情转变的一般规律；虚证转实临床少见，实际上常常是因虚而致实，形成本虚标实证。

1.因实致虚

在疾病的过程中，有些本来是实证，由于病邪久留，损伤正气，而转为虚证。

2.因虚致实

在疾病的过程中，有些由于证虚，脏腑功能失常，而致痰、食、血、水等凝结阻滞为患，成为因虚致实。

三、证候真假

某些疾病在病情危重阶段，可以出现一些与疾病本质相反的假象，必须认真辨别，才能去伪存真，抓住疾病的本质，对病情做出准确的判断。

（一）寒热真假

当疾病发展到寒极或热极的时候，有时会出现与疾病本质相反的一些假象，如"寒极似热"即为真寒假热；"热极似寒"即为"真热假寒"。

1.真寒假热证

真寒假热证是指内有真寒而外见某些假热的"寒极似热"证候。真寒假热证实际是虚阳浮越证，亦有称阴盛格阳证、戴阳证。

阳气虚衰，阴寒内盛，逼迫虚阳浮越于上或格越于外，即阴盛格阳、虚阳浮越的"戴阳""格阳"。

其表现既有四肢厥冷，下利清谷、小便清长，舌淡苔白等一派真寒之象，又有面赤，身热，口渴，脉大的热象。但面虽赤，仅颧红如妆，时隐时现，与热证之满面通红不同；身虽热而反欲盖衣被，或自感烦热而胸腹必无灼热，下肢必厥冷；口虽渴但不欲饮或不多饮或喜热饮，与热证之渴喜冷饮不同；脉虽浮大但按之必无力，与热证之脉洪大有力不同。由此可以判定其面赤、身热、口渴、脉大均为假热。

2.真热假寒证

真热假寒证是指内有真热而外见某些假寒的"热极似寒"证候。真热假寒证常有热深厥亦深的特点，故可称为热极肢厥证，亦有称阳盛格阴证。

邪热炽盛，阳气郁闭于内而不能外达，致四肢厥冷，且热越盛肢厥越严重，即所谓"热深厥亦深"，亦称阳盛格阴证。

其表现既有高热烦渴饮冷，口鼻气热，咽干口臭，甚则神昏谵语，小便短赤，大便燥结或热痢下重，舌红苔黄而干，脉数有力等一派热象，但又会出现四肢厥冷，脉沉的寒象。虽肢冷而不恶寒、反恶热，且胸腹必灼热；脉虽沉但必数而有力，由此可以判断肢冷、脉沉均为邪热炽盛，阳气郁闭于内而不能外达四肢所致。

3.寒热真假辨别要点

（1）了解疾病发展全过程，一般情况下假象多出现在疾病的后期，而真象多始终贯穿疾病全过程。

（2）假象的出现，多在四肢、皮肤和面色方面，而脏腑、气血、津液等方面的内在表现，则如实反映了疾病的本质，故辨证时应以里证、舌象、脉象等作为诊断的中医诊断学依据。

（3）假象毕竟和真象不同，如假热之面赤，是面色㿠白而仅在颧颊上浅红娇嫩，时隐时现；而真热的面红却是满面通红。假寒常表现为四肢厥冷，而胸腹部却是大热，按之灼手，或周身寒冷而反不欲近衣被；真寒是身蜷卧，欲得衣被。

（二）虚实真假

当病情发展到比较严重阶段或比较复杂时，有时会出现假虚或假实的情况，即所谓"至虚有盛候""大实有羸状"。

1.真虚假实证

真虚假实证是指本质为虚证，反见某些实盛现象的证候，即"至虚有盛候"。

脏腑虚衰，气血不足，运化无力，以致阻闭不通，而见某些似实的假象。

其有胸腹不坚硬而喜按、气短、舌淡、脉象无力、病久体弱等真虚的表现，而腹满、气喘、二便闭涩等系因虚所致，为假实。

例如：久病脾虚腹胀者，当虚到极点时，会出现胀满拒食，胸闷气逆，大便不畅等实证症状。但此腹胀不似实证之不减，会时胀时减，腹胀满必不拒按，或按之痛减，或按之软，这与实胀之硬满拒按不同。虽气不舒必有气短息弱；大便虽闭但腹部不硬，且脉必无力，舌体淡胖而苔不厚腻。故此胀为假实。这些假实之症，实因正气虚甚，气机不运所致。

2.真实假虚证

真实假虚证是指本质多实证，反见某些虚羸现象的证候，即"大实有羸状"。

实邪内阻，大积大聚，经脉阻滞，气血不畅，以致未得温煦濡养，而见某些似虚的假象。

其有声高气粗、胸腹硬满拒按、脉搏按之有力等真实的表现，而神情默默、倦怠懒言、身体羸瘦、脉象沉细等并非真虚。

例如：腹部有实邪积聚者，严重时会出现虚象。虽默默不语但语必声高有力，不同于虚证之语声低微，少气懒言；虽不欲动，但动辄有力，动之反舒，不似虚证之动则加剧；虽泄泻不实，但泻后多感腹部反舒，不似虚证之泻后更加神倦无力；而且脉必有力，舌质苍老，舌苔厚腻。故其静而少动等均为假虚之象。其机理是实邪壅盛，阻遏气机，而外呈不足之象。

3.虚实真假辨别要点

虚实真假总的关键所在，古人多以脉象为根据，如张景岳说："虚实之要，莫逃乎脉。如脉之真有力、真有神者，方是真实证；似有力、似有神者，便是假实证。"杨乘六则提出注意舌诊以分虚实之真假，他说："证有真假凭诸脉，脉有真假凭诸舌。"总的来说，辨别虚实真假，应注意下述几点：

（1）脉象的有力、无力，有神、无神；浮候如何，沉候如何。尤以沉取之象为真谛。

（2）舌质的嫩胖与苍老，舌苔的厚腻与否。

（3）言语发声的高亢与低沉。

（4）患者体质的强弱、发病的原因、病的新久，以及治疗经过如何。

第三节　八纲辨证的意义

八纲是从具体事物中抽象出来的概念，用八纲辨别归纳证候，是分析疾病共性的辨证方法，是八纲概念在中医学中应用的一个方面。

八纲中的表和里，是用以辨别疾病病位最基本的纲领；寒热虚实，是用以辨别疾病病因、病性最基本的纲领；阴与阳则是区分疾病类别、归纳证候的总纲。由于八纲是对疾病过程中机体反应状态最一般的概括，是对辨证诊断提出的最基本的原则性要求，通过八纲可找出疾病的关键，掌握其要领，确定其类型，预测其趋势，为治疗指出方向。

八纲辨证是辨证的基础，在诊断疾病的过程中，有以简驭繁、提纲挈领的作用，适用于临床各科、各种疾病的辨证，而其他辨证分类方法则是八纲辨证的具体深化。

八纲辨证是从八个方面对疾病本质做出纲领性的辨别。但是，这并不意味着八纲辨证只是把各种证候简单、截然地划分为八个区域。由于八纲之间不是彼此孤立的，而是相互联系的、可变的，其间可以相兼错杂、转化，如表里同病、虚实夹杂、寒热错杂、表证入里、里邪出表、寒证化热、热证转寒、实证转虚、因虚致实等，并且有可能出现证候的真假，如真热假寒、真寒假热、真实假虚、真虚假实等。这就增加了八纲辨证的复杂程度，从而可组合成许多种较为具体的类证纲领，如表实寒证、表寒里热证等，于是扩大了对病情进行辨证的可行性、实用性。临床上的证候尽管复杂、多变，但都可用八纲进行概括。

当然，八纲辨证对疾病本质的认识，应该说还是不够深刻、具体，如里证的概念就非常广泛，八纲尚未能提示到底是何脏何腑的病变；又如寒与热不能概括湿、燥等所有的病理性质，虚证、实证也都各有种种不同的具体病变内容。

因此，八纲毕竟只是"纲"，八纲辨证是比较笼统、抽象的辨证，临床时不能满足于对八纲的分辨，而应当结合其他辨证分类方法，对疾病的证候进行深入的分析判断。

我们不能把八纲辨证仅仅理解为只是几类较为笼统证候的简单归纳，而应认识到八纲的概念通过其相互关系，较为突出地反映了辨证法的思想，中医学的许多辨证观点都是通过八纲的关系而体现出来的。理解了八纲之间的辨证关系，就可认识到疾病中的各种事物是处在相互联系的矛盾之中、变动之中，矛盾着的事物不仅有对立面的存在，而且是与对立面相对而确定的，彼此间有中间、过渡阶段，可以互相转化等。

因此，八纲概念的确立，标志着中医辨证逻辑思维的完善，它反映了逻辑思维的许多基本内容，抓住了疾病中带普遍性的主要矛盾。这对于其他中医辨证方法的学习，对于临床正确认识疾病过程，具有重要的指导意义。

第二章　脏腑辨证

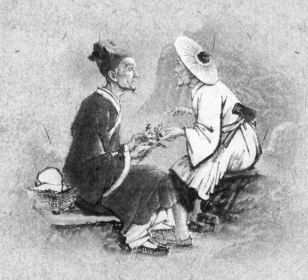

第一节　肝与胆病辨证

肝位于右胁，肝脉起于足，绕阴器，循少腹，络胆，布两胁，上系目，交巅顶。肝胆互为表里。肝为风木之脏，既能贮藏有形之血，又可疏泄无形之气。性主升发，喜条达。其志为怒，主谋虑，藏魂，为罢极之本。肝开窍于目，在体为筋，其华在爪。胆附于肝，为"中清之腑"，能贮藏和排泄胆汁，并主决断。

肝病特点是体阴易虚而用阳易亢，即肝之阴血易亏耗，成为虚证；而肝气易郁结，肝阳易偏亢，产生气郁、火逆、阳亢、风动，或寒、湿及火热之邪内犯，形成实证；或阴虚阳亢，亢阳化风，为本虚标实之证。肝病的常见症状为胸胁、少腹胀痛或窜痛，情志抑郁或易怒，头晕胀痛，肢体震颤，手足抽搐，以及目疾，月经不调，阴部疾患等。

胆病多以胆汁疏泄失常及胆气不宁，决断不行为主要病理变化，常见口苦，发黄，惊悸，胆怯，失眠等。

肝病常见证候有肝血虚证、肝阴虚证、肝郁气滞证、肝火炽盛证、肝阳上亢证、肝风内动证、寒滞肝脉证；胆病常见证候有胆郁痰扰证；另有肝胆并见的肝胆湿热证。

一、肝血虚证

肝血虚证是指肝藏血不足，目、爪甲、筋或冲任等失养失充所表现的虚弱证候。

【临床表现】

视物模糊或夜盲，两目干涩，爪甲枯槁不泽，妇女可见月经量少色淡，甚至闭经，或肢体麻木，关节拘急不利，手足震颤，头晕眼花，面唇淡白无华，舌淡，脉细。

【证候分析】

本证多由生血不足，或失血过多，或久病耗伤肝血所致。

肝血亏虚，肝窍失养，则视物模糊或夜盲，两目干涩，眼花；外华不荣，则爪甲枯槁不泽。女子以血为本，肝血不足，血海空虚，冲任失充，故经少色淡、经闭；肝主筋，肝血亏损，筋脉失去营血的濡养，血虚生风而见肢麻、震颤、拘急。血虚为患，故头晕，面唇淡白无华，舌淡，脉细。

【辨证要点】

以两目、爪甲、筋脉失养或冲任失充和血虚的表现为辨证要点。

二、肝阴虚证

肝阴虚证是指肝之阴液亏损，目、筋和胁络失去濡养，虚热内扰所表现的证候。

【临床表现】

两目干涩，视力减退，或胁肋隐隐灼痛，或见手足蠕动，头晕目眩，午后颧红，面部烘热，潮热盗汗，五心烦热，口燥咽干，舌红少苔或少津，脉弦细而数。

【证候分析】

本证多由五志化火；或温热病后，耗损肝阴；或因肾阴亏虚，水不涵木；或湿热侵犯肝经，久则耗伤肝阴所致。

肝阴亏虚，头目失滋，故两目干涩，视力减退，头晕目眩；胁部肝络失养，且虚热内蒸，则胁肋隐隐灼痛；肝主筋，肝阴亏损，筋脉失去阴液的滋养，阴虚动风而见手足蠕动；阴虚不能制阳，虚热内生，则午后颧红，面部烘热，潮热盗汗，五心烦热；阴液不能上承，则口咽干燥；舌红少苔或少津，脉弦细数，为肝阴亏虚，虚热内扰之征象。

【辨证要点】

以两目、筋脉、胁络失养见症以及全身阴虚内热的症状为辨证要点。

三、肝郁气滞证

肝郁气滞证是指肝的疏泄功能失常，而致肝经气机瘀滞所表现的证候。又称肝气郁结证，亦称肝郁证。

【临床表现】

情志抑郁、易怒，胸胁或少腹胀痛、窜痛，胸闷，善太息，妇女可见乳房作胀疼痛、痛经、月经不调，甚则闭经，舌苔薄白，脉弦。或见梅核气，或瘿瘤、瘰疬，或胁下积块。病情轻重与情志变化关系密切。

【证候分析】

本证多因情志不遂，郁怒伤肝；或突然强烈的精神刺激；或是其他病邪阻滞引起肝气失于疏泄、条达所致。

肝气郁结，疏泄失常，肝之经气不畅，故胸胁、少腹胀痛，或窜痛；肝失条达，不能调节情志，则情志抑郁、易怒，胸闷而善太息；肝郁气滞，气机紊乱，冲任失调，故妇女可见乳房胀痛、痛经、月经不调，甚至经闭；脉弦主肝病。若气滞痰凝，结于咽颈，则可见梅核气，或瘿瘤、瘰疬；若气滞血瘀，阻于胁，则可见胁下积块。

【辨证要点】

以情志抑郁，肝经循行部位胀痛或妇女月经失调为辨证要点。

四、肝火炽盛证

肝火炽盛证是指肝火内炽，气火上逆，表现以肝经上行部位火热炽盛为特征的证候。又称肝火上炎证、肝经实火证，亦称肝火证。

【临床表现】

头晕胀痛，面红目赤，急躁易怒，或胁肋灼痛，或耳鸣耳聋，或耳内肿痛流脓。或失眠多梦，或吐血、衄血，口苦口干，大便秘结，小便短黄，舌质红、苔黄，脉弦数。

【证候分析】

本证是由于情志不遂，气郁化火；或外感火热之邪；或因烟酒辛辣之物，酿热化火，犯及肝经，以致肝胆气火上逆所致。

肝火上炎，循经上攻头目，故头晕胀痛，面红目赤；肝火内炽，肝性失柔，则急躁易怒，或胁肋灼痛；若肝热移于胆，胆热循经入耳，则可见耳鸣耳聋，或耳内肿痛流脓；火热内扰，神魂不安，故失眠多梦；若热伤血络，迫血妄行，则可见吐血；火热内盛，灼伤津液，故口苦口干，大便秘结，小便短黄；舌红苔黄，脉弦数，为肝火炽盛之征。

【辨证要点】

以火热炽盛于肝经循行部位的头、目、耳、胁的表现为辨证要点。

五、肝阳上亢证

肝阳上亢证是指肝肾阴亏，阴不制阳，表现以亢阳上扰为特征的上盛下虚的证候。

【临床表现】

头目胀痛，眩晕耳鸣，面红目赤，急躁易怒，失眠多梦，腰膝酸软，头重脚轻，舌红，脉弦或弦细数。

【证候分析】

本证多由情志过急，郁而化火，火热耗伤肝肾之阴，导致肝肾阴亏于下，不能制阳，阳气升动太过所致。

肝阳上亢，气血上冲，则头目胀痛，眩晕耳鸣，面红目赤；肝性失柔，故急躁易怒；亢阳扰及神魂，则失眠多梦；肝肾阴亏，筋骨失养，故腰膝酸软；上盛下虚，则头重脚轻；舌红，脉弦或弦细数，为肝阳亢盛，阴液不足之象。

【辨证要点】

以头目胀痛，头重脚轻，腰膝酸软为辨证要点。

【鉴别诊断】

肝郁气滞、肝火炽盛、肝阴虚、肝阳上亢四证存在病理联系，可相互转化。如肝气久郁，可以化火；肝火上炎，火热炽盛，可以灼烁肝阴；肝阴不足，可致肝阳上亢；而肝阳亢盛，又可化火。所以，既要掌握各证临床表现的特征，又要注意各证之间的联系及其变化，才能及时作出正确诊断。

六、肝风内动证

肝风内动证泛指患者出现眩晕欲仆、抽搐、震颤等具有"动摇"特点为主的一类证候，属内风。临床常见有肝阳化风、热极生风、阴虚动风和血虚生风证候。

（一）肝阳化风证

肝阳化风证是指阴虚阳亢，肝阳升发无制，亢极化风所导致的一类动风证候。

【临床表现】

眩晕欲仆，头摇而痛，肢体震颤，言语謇涩，手足麻木，步履不正。或突然昏倒，不省人事，口眼㖞斜，半身不遂，舌强不语，喉中痰鸣。舌红、苔白或腻，脉弦有力。

【证候分析】

本证多由久病阴亏，或肝郁化火，营阴内耗；或素体肝肾阴液不足，阴不制阳，阳亢日久则亢极化风所致。

肝阳亢极化风，风阳冲逆于上，故眩晕欲仆，头摇而痛；风动筋脉挛急，则肢体震颤，语言謇涩；肝阴亏虚，筋失所养，则手足麻木；阳亢于上，阴亏于下，上盛下虚，故步履不正；若肝阳暴升，阳盛灼津成痰，肝风夹痰上犯，蒙蔽清窍，则突然昏倒，不省人事，喉中痰鸣；风痰流窜阻于脉络，故口眼㖞斜，半身不遂，舌强不语；舌红、苔白或腻，脉弦有力，为风痰内盛之征。

【辨证要点】

有肝阳上亢证病史，以突发风动之象或见昏倒，半身不遂为辨证要点。

（二）热极生风证

热极生风证是指由于邪热炽盛，燔灼肝经，引动肝风所表现的动风证候。

【临床表现】

高热，抽搐，颈项强直，两目上视，甚则角弓反张，牙关紧闭，烦躁不宁或神志昏迷，舌质红绛、苔黄燥，脉弦数。

【证候分析】

本证多见于外感温热病中，由于热邪亢盛，燔灼经络筋脉，热闭心神，而引起肝风内动。

邪热炽盛，燔灼肝经，筋脉挛急，故高热，抽搐，颈项强直，两目上视，甚则角弓反张，牙关紧闭；热扰心神，则烦躁不宁；邪热闭阻心窍，则神志昏迷；舌质红绛、苔黄燥，脉弦数，为肝经热盛，内灼营血之象。

【辨证要点】

本证以高热与动风症状共见为辨证要点。

（三）阴虚动风证

阴虚动风证是指阴液亏虚，筋脉失养所表现的动风证候。

【临床表现】

手足蠕动，眩晕耳鸣，潮热颧红，口燥咽干，形体消瘦，舌红少津，脉细数。

【证候分析】

本证多因外感热病后期，阴液耗损，或内伤久病，阴液亏虚，致使筋脉失养而发病。

肝阴不足，筋脉失养，虚风内动，故见手足蠕动；肝肾阴虚，髓海失充，则眩晕耳鸣；阴液亏虚，虚热内扰，则潮热颧红；濡养失职则口咽干燥，形体消瘦；舌红少津，脉细数为阴虚之征。

【辨证要点】

以动风兼有阴虚表现为辨证要点。

（四）血虚生风证

血虚生风证是指血液亏虚，筋脉失养所表现的动风证候。

【临床表现】

手足震颤，肢体麻木，眩晕耳鸣，面色无华，爪甲不荣，舌质淡白，脉弦细弱。

【证候分析】

本证多由急慢性失血过多，或内伤杂病，久病血虚所引起。具体分析参见肝血虚证。

【辨证要点】

本证以动风兼见血虚的表现为辨证要点。

七、寒凝肝脉证

寒凝肝脉证是指寒邪内侵肝脉，寒凝气滞，表现以肝经循行部位冷痛为主症的证候。又称寒凝肝经证、肝寒证、肝经实寒证。

【临床表现】

少腹牵引阴部冷痛，或男子阴囊收缩引痛，或女子痛经，经暗有块，或见巅顶冷痛，遇寒加甚，得温则减，形寒肢冷，舌淡苔白润，脉沉紧或弦迟。

【证候分析】

本证多因感受外寒，如淋雨涉水，或房事受寒等，以致肝经寒凝气滞，或因素体阳气不足，由外寒所引发。

足厥阴肝经环阴器，抵少腹，上巅顶。寒性凝滞收引，寒凝肝脉，脉道拘急，故少腹牵引阴部冷痛，或阴囊收缩引痛；或女子痛经，经暗有块；或见巅顶冷痛。得温则寒凝可缓，遇冷则寒凝加重，故疼痛得温则减，遇冷加重。阴寒内盛，阳气被困，故形寒肢冷。舌淡苔白润，脉沉紧或弦迟，是寒盛之征。

【辨证要点】

以少腹、阴部或巅顶冷痛与寒盛之象共见为辨证要点。

八、肝胆湿热证

肝胆湿热证是指湿热蕴结肝胆，疏泄功能失职或湿热下注肝经所表现的证候。又称肝经湿热（下注）证。

【临床表现】

胁肋胀痛，口苦，纳呆腹胀，泛恶欲呕，大便不调，小便短赤，或身目发黄，或见寒热往来，或男性睾丸肿胀热痛，阴囊湿疹，或妇女带下黄臭，阴部瘙痒，舌红苔黄腻，脉弦数或滑数。

【证候分析】

本证多由感受湿热之邪，或嗜酒肥甘，化生湿热；或脾胃运化失常，湿浊内生，湿郁化热，以致湿热蕴结，阻于肝胆所致。

湿热蕴结肝胆，疏泄失常，肝气瘀滞，故胁肋胀痛。胆气上溢，则口苦，脾失健运。胃失和降，故纳呆腹胀，泛恶欲呕，大便不调；若胆汁外溢，则可见身目发黄。若邪居少阳，正邪相争，可见寒热往来。足厥阴肝经绕阴器，若湿热循经下注，而成肝经湿热，则可见男性睾丸肿胀热痛，阴囊湿疹；或妇女带下黄臭，阴部瘙痒。小便短赤，舌红苔黄腻，脉弦数或滑数，皆为湿热内蕴之征象。

【辨证要点】

以胁肋胀痛，纳呆呕恶，或身目发黄，与湿热内蕴之象共见为辨证要点。若阴部疾患与湿热内蕴之象共见则为肝经湿热证。

九、胆郁痰扰证

胆郁痰扰证是指痰热内扰，胆气不宁，表现以惊悸失眠为特点的证候。

【临床表现】

惊悸失眠，胆怯，烦躁不安，胸胁闷胀，善太息，头晕目眩，口苦，呕恶，舌红、苔黄腻，脉弦滑数或滑数。

【证候分析】

本证多由情志郁结，气郁化火、生痰，痰热内扰，胆气不宁所致。

痰热内扰，胆气不宁，决断不行，则惊悸失眠，胆怯，烦躁不安；胆气不舒，气机瘀滞，故胸胁闷胀，善太息；痰热上扰头目，则头晕目眩；热蒸胆气上逆，故口苦呕恶；痰热为患，故舌红、苔黄腻，脉弦滑数或滑数。

【辨证要点】

以惊悸失眠，眩晕与痰热内蕴之象共见为辨证要点。

第二节　心与小肠病辨证

心居胸中，心包络围护其外。其经脉下络小肠，与小肠互为表里。心的主要生理功能是主血脉，其华在面，又主神明，开窍于舌；小肠主受盛、化物和分清泌浊。

心病以心主血脉的功能紊乱与心主神志的功能异常为主要病理变化，故心病常见症状有心悸怔忡、心烦、心痛、失眠多梦、健忘、神昏谵语、脉结代等；小肠病以小肠分清泌浊功能失常为主要病理变化，常见症状有小便赤涩灼痛、尿血等。

心病常见证候有心气虚证、心阳虚证、心阳暴脱证、心脉痹阻证、心血虚证、心阴虚证、心火亢盛证、痰蒙心神证、痰火扰神证及瘀阻脑络证。小肠病常见证候有小肠实热证。

一、心气虚证

心气虚证是指由于心气不足，鼓动乏力所表现的证候。

【临床表现】

心悸怔忡，胸闷气短，神疲乏力，动则诸症加剧，自汗，面色淡白，舌淡苔白，脉弱。

【证候分析】

本证多由久病体虚，先天禀赋不足，年老脏气虚衰，暴病伤正所致。心气不足，鼓动乏力，则心悸怔忡；心居胸中，心气亏虚，胸中宗气运转无力，故胸闷气短；心神失养，则神疲乏力；动则气耗，故活动劳累之后诸症加剧；汗为心液，心气虚则肌表不固，故自汗；气虚运血无力，气血不充，则面色淡白，舌淡苔白，脉弱。

【辨证要点】

以心悸与气虚见症为辨证要点。

二、心阳虚证

心阳虚证是指心阳虚衰，温运无力，虚寒内生所表现的证候。

【临床表现】

心悸怔忡，心胸憋闷，或心痛，气短自汗，畏寒肢冷，面色㿠白，舌淡胖、苔白滑，脉沉迟无力，或微细，或结代。

【证候分析】

本证多由心气虚进一步发展为阳虚寒生所致。

心阳不振，鼓动无力，心动失常，故心悸怔忡；胸阳不振，阳虚则寒凝，寒凝则经脉不通，轻则胸闷气短，重则心痛；心阳虚衰，卫外不固，则自汗；阳气亏虚，形体失于温煦，则畏寒肢冷；心阳虚不能运血上荣，故面色㿠白；舌淡胖、苔白滑，脉沉迟无力，或微细，均为阳虚寒盛之象；脉气不相接续，则脉结代。

【辨证要点】

以心悸怔忡，胸闷或心痛与阳虚见症为辨证要点。

三、心阳暴脱证

心阳暴脱证是指心阳衰极，阳气暴脱所表现的危重证候。

【临床表现】

在心阳虚证表现的基础上，更见突然冷汗淋漓，四肢厥冷，呼吸微弱，面色苍白，或胸痛暴作，口唇青紫，甚或神志模糊，昏迷不醒，舌淡或淡紫，脉微欲绝。

【证候分析】

本证多在心阳虚衰或心脉痹阻的基础上致暴脱亡阳。

阳气衰亡，津随气泄，故冷汗淋漓，不能温煦肢体则四肢厥冷；血不上荣而见面色苍白，舌淡或淡紫；阳气暴脱，宗气大泄，不能助肺以行呼吸，故呼吸微弱；心阳虚衰，寒凝经脉，心脉痹阻不通，则胸痛暴作，痛势剧烈，口唇青紫；阳气外脱，心神失养，神散不收，致神志模糊或昏迷；脉微欲绝，为阳气外亡之征。

【辨证要点】

以心胸憋闷疼痛与亡阳见症为辨证要点。

【鉴别诊断】

心气虚、心阳虚、心阳暴脱三证，是心的功能低下由轻到重、由重到衰的三个发展阶段。心气虚证是以心悸、胸闷兼气虚证为特征；心阳虚证是在心气虚的基础上以心痛、畏寒肢冷等虚寒症状为特征；心阳暴脱证是在心阳虚证的基础上突然出现虚脱亡阳症状。三者相互联系，必须认真鉴别。

四、心脉痹阻证

心脉痹阻证是指由于瘀血、痰浊、寒凝、气滞使心脉闭塞，不通则痛所表现的证候。

【临床表现】

心悸怔忡，心胸憋闷作痛，痛引肩背或内臂，时作时止，或痛如针刺，舌紫暗或见瘀斑、瘀点，脉细涩或结代；或心胸闷痛，体胖痰多，身重困倦，舌苔白腻，脉沉滑；或突发剧痛，遇寒加重，得温痛减，畏寒肢冷，舌淡苔白，脉沉迟或沉紧；或心胸胀痛，胁胀，善太息，脉弦。

【证候分析】

本证多因年高体弱，正气衰减；或多食肥甘厚腻，痰浊凝聚，痹阻心脉；或外感寒邪，寒客心脉；或情志抑郁，气滞血瘀等所致。

心脉痹阻证以心悸怔忡，心胸憋闷作痛，痛引肩背或内臂，时作时止为临床特征。多因正气先虚，心阳不振，失于温养，心动失常，故见心悸怔忡；气血阻滞，运行不畅，不通则痛，则心胸憋闷疼痛；手少阴心经循肩臂而行，故见痛引肩背或内臂，多属本虚标实。按其病因分为瘀阻心脉、痰阻心脉、寒凝心脉、气滞心脉等证。

瘀阻心脉以刺痛为特点，伴见舌紫暗或见瘀斑、瘀点，脉细涩或结代等瘀血内阻的症状；痰阻心脉以闷痛为特点，伴见体胖痰多，身重困倦，舌苔白腻，脉沉滑等痰浊内盛的症状；寒凝心脉以痛势剧烈，突然发作，得温痛减为特点，伴见畏寒肢冷，舌淡苔白，脉沉迟或沉紧等寒邪内盛的症状；气滞心脉以胀痛为特点，其发作往往与情志因素有关，伴见胁胀、善太息、脉弦等气机瘀滞的症状。

【辨证要点】

以心悸怔忡，心胸憋闷作痛，痛引肩背或内臂，时作时止为辨证要点。

【鉴别诊断】

本证可由瘀血、痰浊、阴寒、气滞因素引起，但相互兼夹而致病亦很常见，如气滞血瘀、气郁痰凝以及气滞血瘀痰阻、寒凝气滞血瘀等，尤以痰瘀互结更为多见，故必须根据不同病因的证候特点，进行全面分析，作出正确诊断。

五、心血虚证

心血虚证是指心血不足，心失濡养所表现的证候。

【临床表现】

心悸怔忡，失眠多梦，健忘，眩晕，面色淡白或萎黄，唇舌色淡，脉细。

【证候分析】

本证多由久病耗伤阴血，或失血过多，或情志不遂，气火内郁，暗耗阴血等所致。

心血不足，心失所养，心动不安，故心悸怔忡；血不养心，心神不宁，则失眠多梦；血虚不能上荣头面，故见头晕，健忘，面色淡白或萎黄，唇舌色淡；血虚不能充盈脉道则脉细。

【辨证要点】

以心悸，失眠，健忘与血虚见症为辨证要点。

六、心阴虚证

心阴虚证是指心阴亏虚，虚热内扰所表现的证候。

【临床表现】

心悸怔忡，心烦，失眠多梦，五心烦热，潮热，盗汗，颧红，舌红少苔，脉细数。

【证候分析】

本证多因思虑劳神太过，暗耗心阴；或热病、久病耗伤阴液所致。

心阴不足，心失所养，心动不安，故心悸怔忡；阴虚心神失养，且虚热扰心，心神不安，故心烦，失眠多梦；阴不制阳，虚热内生，则五心烦热，潮热，盗汗，颧红；舌红少苔，脉细数为阴虚内热之象。

【辨证要点】

以心悸心烦，失眠多梦与阴虚见症为辨证要点。

【鉴别诊断】

血属阴，心阴、心血不足，皆可致心失所养，心神不安，故心血虚与心阴虚均有心悸怔忡、失眠多梦等症状。但血虚与阴虚毕竟不同，若为血虚不能濡养头目，则见眩晕；不能充养肌肤组织，则见面白无华，唇、舌色淡；不能充盈脉道，则见脉细。若阴虚阳亢，虚热内生，则见五心烦热，潮热，盗汗，颧红，舌红少苔，脉细数等。

七、心火亢盛证

心火亢盛证是指心火炽盛，热扰心神所表现的证候。

【临床表现】

心烦失眠，面赤口渴，尿黄便结，或生舌疮，腐烂疼痛，或吐血、衄血，或小便赤、涩、灼、痛，甚或狂躁，神昏谵语，舌尖红绛，脉数有力。

【证候分析】

本证多因感受火热之邪；或情志抑郁，气郁化火；或嗜食肥腻厚味、辛辣之品，久蕴化热生火所致。

心主神明，火热内炽，扰乱心神，则心烦失眠，甚或狂躁，神昏谵语；火邪伤津，故口渴，尿黄，便结；心之华在面，开窍于舌，火热循经上炎，则面赤，口舌生疮，腐烂疼痛；热伤血络，迫血妄行，则见吐血、衄血；心热下移小肠，故小便赤、涩、灼、痛；舌尖红绛，脉数有力，为火热内盛之象。

【辨证要点】

以神志、舌脉与实热见症为辨证要点。

八、痰蒙心神证

痰蒙心神证是指痰浊蒙蔽心神，以神志失常为主所表现的证候。

【临床表现】

神识痴呆，精神抑郁，表情淡漠，喃喃自语，举止失常；或突然昏仆，不省人事，口吐涎沫，喉中痰鸣；或面色晦滞，脘闷恶心，意识模糊，甚则昏不知人。舌苔白腻，脉滑。

【证候分析】

本证多因湿浊酿痰，或情志不遂，气郁生痰，痰气互结，蒙蔽心神所致。常见于癫痫、痰浊上蒙心窍或其他慢性疾病等。

癫痫为精神失常的疾患。癫证多由肝气郁结，气郁痰凝，痰气搏结，蒙蔽心神，故神识痴呆，精神抑郁，表情淡漠，喃喃自语，举止失常。痫证多由肝风夹痰，上窜蒙蔽心窍，故突然昏仆，不省人事，口吐涎沫，喉中痰鸣。若湿浊酿痰，痰阻中焦，清阳不升，浊气上泛，则面色晦滞；胃失和降，胃气上逆，则脘闷恶心；痰浊上蒙心窍，则意识模糊，甚则昏不知人。舌苔白腻，脉滑为痰浊内盛之象。

【辨证要点】

以神志异常与痰浊内盛见症为辨证要点。

九、痰火扰神证

痰火扰神证是指痰火内盛，扰乱心神，以神志失常为主要表现的证候。

【临床表现】

发热气粗，面红目赤，躁狂谵语，便秘尿黄，或胸闷，喉间痰鸣，痰黄稠，心烦失眠，甚则狂躁妄动，打人毁物，力逾常人，胡言乱语，哭笑无常，不避亲疏，舌红苔黄腻，脉滑数。

【证候分析】

本证多因七情郁结，气郁化火，灼津为痰；或外感邪热，炼津为痰，以致痰火扰乱心神所致。

痰火扰神证有外感和内伤之分。外感热病中，邪热内炽，则发热气粗，面红目赤，便秘尿黄；痰火扰乱心神，见躁狂谵语；邪热灼津，痰阻气道，故见胸闷，痰黄稠，喉间痰鸣。内伤杂病中，痰火内扰心神，轻则心烦失眠，重则出现神志狂乱，故见胡言乱语，哭笑无常，不避亲疏等痰火蒙闭心神之症；而火属阳，阳主动，故病则狂躁妄动，打人毁物，力逾常人。舌红苔黄腻，脉滑数为痰火内盛之征。

【辨证要点】

外感病以高热，痰盛，神昏为辨证要点；内伤病以心烦，失眠，神志狂乱为辨证要点。

十、瘀阻脑络证

瘀阻脑络证是指瘀血犯头，阻滞脑络，以头痛、头晕经久不愈为主所表现的证候。

【临床表现】

头痛、头晕经久不愈，痛处固定不移，痛如针刺，或猝然昏倒，不省人事，半身不遂，或心悸，失眠健忘，或头部外伤后昏不知人，面晦不泽，舌质紫暗，或有瘀点、瘀斑，脉细涩。

【证候分析】

本证多因头部外伤，或久病入络，致瘀血内停，阻塞脑络所致。

瘀血阻滞脑脉，不通则痛，故头痛如针刺，固定不移；若血郁于脑，上蒙清窍，则猝然昏倒，不省人事；脉络失畅，气血不荣，故半身不遂；气血瘀阻，不能上荣，清窍失养，则头晕时作；瘀血不去，新血不生，心神失养，故见心悸，失眠健忘等症；面晦无泽，舌质紫暗，或有瘀点、瘀斑，脉细涩，均为瘀血内阻之征。

【辨证要点】

以头部刺痛不移，头晕经久不愈与瘀血见症为辨证要点。

十一、小肠实热证

小肠实热证是指心火下移小肠，致小肠里热炽盛所表现的证候。

【临床表现】

心烦失眠，面赤口渴，口舌生疮、溃烂灼痛，小便赤涩，尿道灼痛，尿血，舌红苔黄，脉数。

【证候分析】

本证多因心火下移小肠，或因脾胃积热，下移小肠所致。

心火内扰心神则心烦失眠；热灼伤津则口渴；心火上炎则面赤，口舌生疮，甚则溃烂灼痛；心与小肠互为表里，心热下移小肠，小肠分清泌浊功能失常，故见小便赤涩，尿道灼痛；热伤血络，迫血妄行则尿血；舌红苔黄，脉数为小肠实热之征。

【辨证要点】

以小便赤涩灼痛与心火炽盛见症为辨证要点。

第三节　脾与胃病辨证

脾与胃同居中焦，经络互为络属，具有表里的关系。脾为后天之本，气血生化之源，主运化，主升清，主统血，主肌肉、四肢，其华在唇，开窍于口，喜燥恶湿。胃为水谷之海，主受纳、腐熟水谷，以降为顺，喜润恶燥。

脾病以运化功能失常，导致水谷、水液失运，则气血化源不足、生痰聚湿，以及清阳不升，脾不统血为主要病理变化，故常见症状有腹胀、腹痛，食少纳呆，便溏，水肿，慢性出血，内脏下垂等。胃病以受纳、腐熟功能障碍及胃失和降，胃气上逆为主要病理改变，故常见症状有胃脘胀痛，恶心，呕吐，嗳气，呃逆等。

脾病常见证候有脾气虚证、脾虚气陷证、脾阳虚证、脾不统血证、寒湿困脾证、湿热蕴脾证等。胃病常见证候有胃气虚证、胃阳虚证、胃阴虚证、寒滞胃脘证、胃火炽盛证、食滞胃脘证、胃虚饮停证、瘀滞胃脘证。

一、脾（胃）气虚证

脾（胃）气虚证是脾（胃）气不足，运化、受纳、腐熟功能失职所表现的证候。

【临床表现】

腹胀纳呆，食后胀甚，大便溏薄，胃脘隐痛喜按，呕恶嗳气，少气懒言，倦怠乏力，面色萎黄或淡白，或消瘦，或水肿，舌淡苔白，脉缓弱。

【证候分析】

多因饮食不节，或劳倦过度，或思虑太过，损伤于脾胃；或禀赋不足，素体虚弱，或年老体衰，患病耗伤脾胃之气等所致。

脾（胃）气虚，运化、受纳、腐熟功能失职，则腹胀纳呆，胃脘隐痛喜按，食后脾气益困，故腹胀更甚。胃失和降，其气上逆，则呕恶嗳气。脾虚水湿不运，下注肠间，则大便溏薄，泛溢肌肤；则水肿。脾虚气血生化乏源，肢体失养，则倦怠乏力，消瘦；面部失荣，则面色萎黄或淡白。舌淡苔白，脉缓弱，为脾胃气虚之征。

【辨证要点】

以腹胀，胃脘隐痛，纳呆，便溏与气虚见症为辨证要点。

二、脾虚气陷证

脾虚气陷证是脾气虚弱，升举无力所表现的证候。又称脾气下陷证、中气下陷证。

【临床表现】

除脾气虚证表现外，尚见眩晕耳鸣，脘腹坠胀，便意频数，肛门重坠，或久泻久痢，或小便浑浊如米泔，或脱肛、子宫下垂、胃肾下垂、眼睑下垂，舌淡苔白，脉弱。

【证候分析】

本证多由脾气虚证进一步发展而成；或久泻久痢，或劳累太过，或孕育过多，产后失养等所致。

本证以脾气虚证为基础，具有脾气虚证的一般见症。脾虚气陷，清阳不升，头目失养，则眩晕耳鸣；胞络失荣，则眼睑下垂；脾主散精，脾气下陷则精微不能正常输布，下注膀胱，故小便浑浊如米泔；小肠清浊不分，则便意频数，久泻久痢；脾虚气陷，升举无力，则脘腹坠胀，肛门重坠或脱肛，或脏器下垂；舌淡苔白，脉弱，是脾气虚之征。

【辨证要点】

以脘腹坠胀，久泻久痢，内脏下垂与脾气虚见症为辨证要点。

三、脾（胃）阳虚证

脾（胃）阳虚证是脾（胃）阳虚衰，失于温运，阴寒内生所表现的证候。

【临床表现】

脘腹冷痛绵绵，喜暖喜按，泛吐清水，口淡不渴，纳呆腹胀，形寒肢冷，大便清稀或完谷不化，小便短少，或水肿，或带下清稀色白量多，舌淡胖边有齿痕、苔白滑，脉沉迟无力。

【证候分析】

本证多由脾（胃）气虚证发展而成；或因过食生冷，误用寒凉药物，久病耗伤阳气所致。

脾（胃）阳不足，虚寒内生，寒凝气机，则脘腹冷痛绵绵，喜温喜按；不能温煦肌肤，则形寒肢冷；脾（胃）阳虚衰，运化失职，则纳呆腹胀；中焦虚寒，不能温化津液，水湿内停，则口淡不渴；水饮阻胃，胃失和降，则泛吐清水；水湿溢于肌肤，则水肿而尿少；水谷不化，与水湿下注大肠，则大便清稀或完谷不化；寒湿下注，带脉不固，则带下清稀色白量多；舌淡胖边有齿痕、苔白滑，脉沉迟无力，是阳虚内寒之象。

【辨证要点】

以脘腹冷痛绵绵，喜暖喜按与脾（胃）气虚见症为辨证要点。

四、脾不统血证

脾不统血证是指脾气虚弱，无力统摄血行，而致血溢脉外的证候。又称气不摄血证。

【临床表现】

便血，吐血，尿血，肌衄，齿衄，或妇女月经过多，崩漏，面白无华或萎黄，食少便溏，食后腹胀，神疲乏力，少气懒言，舌淡苔白，脉细弱。

【证候分析】

本证多由久病脾虚，或劳倦过度，损伤脾气而统摄失权所致。

脾气虚弱，运化失职，则食少便溏，食后腹胀。脾虚统血无权，则血溢脉外而见各种慢性出血：溢于肠，则便血；逆于胃，则吐血；溢于下焦，则尿血；溢于肌肤，则肌衄；溢于牙龈，则齿衄；溢于胞宫，则妇女月经过多或崩漏。脾虚气血生化乏源，又加出血，必然气血亏虚，则面白无华或萎黄，神疲乏力，少气懒言。舌淡苔白，脉细弱，是气血亏虚之象。

【辨证要点】

以慢性出血症与脾气虚证见症为辨证要点。

【鉴别诊断】

脾气虚证、脾虚气陷证、脾阳虚证、脾不统血证均有脾气虚的发病基础，但部分病机不同，故临床表现各有特点。脾气虚证，以纳呆、腹胀、便溏兼气虚见症为特点；脾虚气陷证，以脾气虚证加脘腹气坠、内脏下垂为特点；脾阳虚证，以脾气虚证加中焦虚寒见症为特点；脾不统血证，以脾气虚证加慢性出血症为特点。

五、寒湿困脾证

寒湿困脾证是指寒湿内盛，中阳受困，运化失职所表现的证候。又称湿困脾阳证、寒湿中阻证。

【临床表现】

脘腹痞闷胀痛，泛恶欲吐，口淡不渴，纳呆便溏，头身困重，或身目发黄，晦暗如烟熏色，或水肿，小便短少，或妇女白带量多清稀，舌淡胖、苔白腻，脉濡缓。

【证候分析】

本证多因冒雨涉水，或气候阴冷潮湿，或居处寒湿，或过食肥甘生冷，以致寒湿内盛，中阳受困所致。

脾与胃相表里，其性喜燥恶湿，寒湿内侵，中阳受困，运化失职，气机不畅，则脘腹痞闷胀痛，纳呆；胃失和降，则泛恶欲吐。寒湿内盛，则口淡不渴；流注大肠，传导失常，则大便稀溏。脾主肌肉，湿性重着，阻遏气机，湿邪困脾，清阳不展，则头身困重。寒湿阻滞中焦，肝胆疏泄失职，胆汁外溢，则身目发黄，晦暗如烟熏色。脾阳被寒湿所遏，温化失职，水湿下注，带脉不固，则妇女白带量多清稀；泛溢肌肤，则水肿，小便短少。舌淡胖苔白腻，脉濡缓，是寒湿内盛之象。

【辨证要点】

以脘腹胀痛，呕恶便溏与寒湿内停见症为辨证要点。

六、湿热蕴脾证

湿热蕴脾证是指湿热内蕴中焦，致脾胃运化功能障碍所表现的证候。又称中焦湿热证、脾胃湿热证。

【临床表现】

脘腹痞闷胀满，呕恶口苦，纳呆厌食，肢体困重，小便短黄，大便溏泻不爽，或身目发黄，鲜明如橘皮色，或皮肤瘙痒，或身热不扬，或热势起伏，汗出热不解，舌红苔黄腻，脉濡数。

【证候分析】

本证多因外感湿热之邪，或过食肥甘厚味，或喜嗜烟酒茶，脾胃逐渐酿湿生热所致。

湿热蕴结脾胃，纳运失司，气机受阻，升降失常，则脘腹痞闷，呕恶纳呆，大便溏泻不爽。脾主肌肉，湿性重着，则肢体困重。湿热下注，则小便短黄；熏蒸肝胆，胆汁外溢，则身目发黄，鲜明如橘皮色，口苦，皮肤瘙痒。湿遏热伏，热处湿中，则身热不扬，或热势起伏，汗出热不解。舌红苔黄腻，脉濡数，为湿热内蕴之征。

【辨证要点】

以脘腹痞胀，口苦厌食与湿热内蕴见症为辨证要点。

【鉴别诊断】

湿热蕴脾证与寒湿困脾证均为湿邪困脾，脾失健运，故皆有脘腹痞闷，肢重身困，纳呆，呕恶，身黄，便溏，舌苔腻、脉濡等症。两者区别在于，湿热蕴脾证兼热象，见身热，口苦，尿短黄，阳黄，皮肤瘙痒，舌红苔黄，脉数等；而寒湿困脾证兼寒象，见腹痛喜暖，口淡不渴，阴黄，带下清稀量多，舌淡胖苔白，脉缓等。

七、胃阴虚证

胃阴虚证是指胃阴亏虚，胃失和降，虚热内生所表现的证候。

【临床表现】

胃脘隐隐灼痛，嘈杂不舒，饥不欲食，口燥咽干，干呕呃逆，大便干结，小便短少，舌红少津，脉细数。

【证候分析】

本证多因饮食失节，过食辛辣，或过服温燥药物，或情志不遂，气郁化火，灼伤胃阴；或温热病后期，阴伤未复，或吐泻太过，耗伤胃津所致。

胃阴不足，虚热内生，热郁胃中，胃气失和，则胃脘隐隐灼痛，嘈杂不舒。阴亏而胃失濡润，纳腐失常，则饥不欲食。胃失和降，胃气上逆，则干呕呃逆。阴亏而津不上承，则口燥咽干；肠失濡润，则便秘；尿液化源不足，则小便短少。舌红少津，脉细数，为阴虚内热之象。

【辨证要点】

以胃脘隐隐灼痛，饥不欲食与阴虚见症为辨证要点。

八、寒滞胃脘证

寒滞胃脘证是指寒邪犯胃，胃气凝滞，胃失和降所表现的证候。

【临床表现】

胃脘冷痛，甚则剧痛，得温痛减，遇寒加剧，恶心呕吐，吐后痛缓，或呃逆嗳气，口淡不渴或口泛清水，形寒肢冷，舌淡苔白滑，脉沉紧或弦。

【证候分析】

本证多因饮食失宜，过食生冷，或脘腹受凉，寒邪犯胃，胃气滞逆所致。

寒邪犯胃，气机凝滞不通，则胃脘冷痛，甚则剧痛，得温痛减，遇寒加剧。胃气上逆，则恶心呕吐，呃逆嗳气。吐后气机得以舒缓，则痛减。寒凝津停，则口淡不渴或口泛清水。寒邪伤阳，肢体失煦，则形寒肢冷。舌淡苔白，脉沉紧或弦，为阴寒内盛之象。

【辨证要点】

以脘腹剧烈冷痛，呕吐清涎与实寒见症为辨证要点。

九、胃火炽盛证

胃火炽盛证是指胃中火热亢盛，胃失和降所表现的证候。又称胃热证、胃火证。

【临床表现】

胃脘灼痛拒按，口臭，渴喜冷饮，吞酸嘈杂，便秘尿黄，或食入即吐，消谷善饥，或牙龈肿痛溃烂，齿衄，舌红苔黄燥，脉滑数。

【证候分析】

本证多因过食辛辣温燥，或肥甘厚味，生热化火；或情志不遂，肝郁化火犯胃；或热邪内犯，致胃火亢盛所致。

胃火炽盛，胃腑气血壅滞，则胃脘灼痛拒按；熏蒸浊气上犯于口，则口臭；热伤津液，则渴喜冷饮，便秘，尿短黄；纳腐功能亢进，则消谷善饥。肝火犯胃，肝胃火气上逆，则吞酸嘈杂，或食入即吐。胃经行于齿龈，胃火循经上熏，气血壅滞，则牙龈肿痛溃烂；热伤血络，迫血妄行，则齿衄。舌红苔黄燥，脉滑数，为火热炽盛之象。

【辨证要点】

以胃脘灼痛拒按，牙龈肿痛溃烂与实热见症为辨证要点。

十、食滞胃脘证

食滞胃脘证是指饮食停滞胃脘，导致胃气上逆或阻滞所表现的证候。

【临床表现】

脘腹胀满疼痛，拒按，嗳腐吞酸，或呕吐酸腐食物，吐后觉舒，纳呆厌食；或肠鸣矢气，便溏不爽或便秘，舌苔厚腻，脉滑。

【证候分析】

本证多因饮食不节，暴饮暴食，或脾胃素弱，过食油腻所致。

胃主受纳腐熟，以通降为顺，食积胃脘，气机停滞，则脘腹胀满疼痛，拒按，纳呆厌食；胃失和降，胃气夹积食、浊气上逆，则嗳腐吞酸，或呕吐酸腐食物，吐后积食得消，胃气和调而觉舒；积食下移肠道，肠内腐气充斥，则肠鸣矢气；大肠传导失常，则便溏不爽或便秘；舌苔厚腻，脉滑，为食滞之象。

【辨证要点】

以胃脘胀痛，嗳腐吞酸，厌食为辨证要点。

十一、胃虚饮停证

胃虚饮停证是指胃阳虚弱，导致水饮停于胃腑所表现的证候。

【临床表现】

胃脘胀满伴振水音，喜温喜按，呕吐清涎，口淡不渴，食少纳呆，或眩晕心悸，舌淡胖苔白滑，脉沉弦。

【证候分析】

本证多因过食生冷，伤及胃阳；或劳倦内伤，脾胃受损，运化失职，水饮停聚于胃所致。

胃腑虚寒，不能温化津液，导致水饮停聚胃脘，阻滞气机，则脘腹胀满，喜温喜按；胃气上逆，饮邪上泛，则呕吐清涎；寒凝津停，则口淡不渴；纳腐功能减弱，则食少纳呆；水饮停胃，饮性流动，则推之可有波动感，振之可闻漉漉水流声。饮邪内阻，清阳不升，水气凌心，则眩晕心悸；舌淡胖苔白滑，脉沉弦，为水饮内停之征。

【辨证要点】

以胃脘胀满伴振水音与虚寒见症为辨证要点。

十二、瘀滞胃脘证

瘀滞胃脘证是血行不畅，瘀血停滞于胃脘部所表现的证候。

【临床表现】

胃脘刺痛拒按，固定不移，进食后疼痛加重，食少，消瘦，或见吐血，或大便黑色，舌紫暗有瘀点、瘀斑，脉涩。

【证候分析】

凡脾胃之病，或寒凝，或气滞等使血瘀于胃脘部，皆可引起此证。

胃病迁延日久，气滞血瘀，瘀血停于胃络，不通则痛，故胃脘刺痛拒按，痛有定处；饮食物进入胃中，触动瘀血，则食后痛重；瘀血内停，胃腑失和，水谷难消，则食少；食少则气血生化不足，故消瘦；瘀血内阻，血行不循常道而离经，则吐血、便血；舌紫暗有瘀点、瘀斑，脉涩，为血瘀之象。

【辨证要点】

以胃脘刺痛，舌紫暗，脉涩为辨证要点。

第四节　肺与大肠病辨证

肺居胸中，大肠位于腹中，两者通过经脉络属构成表里关系。肺主气，司呼吸，朝百脉，主宣发，外合皮毛，主肃降，通调水道，开窍于鼻。大肠主传导、排泄糟粕。

肺病以呼吸功能活动障碍、水液输布失常、卫外功能失调及宣降失司等为主要病理变化，故肺病常见症状有咳嗽，气喘，咳痰，胸部胀闷或痛，鼻塞流涕，喉痒暗哑，水肿等。大肠病以传导功能失常为主要病理变化，常见症状有便秘，泄泻，腹胀，腹痛，肠鸣矢气，里急后重等。

肺病常见证候有肺气虚证、肺阴虚证、肺阳虚证、风寒束肺证、风热犯肺证、燥邪伤肺证、寒饮阻肺证、肺热炽盛证、痰热壅肺证。大肠病常见证候有大肠湿热证、肠热腑实证、肠燥津亏证、大肠虚寒证、虫积肠道证。

一、肺气虚证

肺气虚证是肺气虚弱，卫表不固，宣降无力所表现的证候。

【临床表现】

咳喘无力，少气不足以息，动则益甚，咳痰色白清稀，面色淡白，声低懒言，神疲体倦，自汗畏风，易感冒，舌淡苔白，脉虚。

【证候分析】

本证多因久病咳喘，肺气耗伤；或脾胃气虚，生化不足，母病及子所致。

肺气虚弱，宣降无权，气机上逆，则咳喘无力。宗气不足，则少气不足以息，声低懒言。劳则气耗，故活动后咳喘加重。肺气亏虚，津液输布失常，聚而为痰，随肺气上逆，则咳痰色白液清稀。肺合皮毛，肺气虚则卫外不固，腠理疏松，故自汗畏风，易感冒。气虚不能率血上荣于面，则面色淡白；机体功能减退，则神疲体倦。舌淡苔白，脉虚，为气虚之征。

【辨证要点】

以咳喘无力，咳痰清稀与气虚见症为辨证要点。

二、肺阴虚证

肺阴虚证是肺阴亏损，虚热内生所表现的证候。

【临床表现】

干咳无痰，或痰少而黏，不易咳出，甚则痰中带血，口燥咽干，声音嘶哑，形体消瘦，五心烦热，午后潮热，颧红盗汗，舌红少苔，脉细数。

【证候分析】

本证多因燥热、痨虫耗伤肺阴；或热病后期，肺津受损；或房劳伤肾，肾阴虚累及肺阴所致。

肺主宣降，性喜清润，肺阴不足，虚热内生，肺为热灼，气机上逆，则干咳，或痰少而黏、难咳出；甚则虚火灼伤肺络，则痰中带血。阴液亏虚，不能上润咽喉，则口燥咽干，声音嘶哑；不能充润肌肉，则形体消瘦。虚火内炽，则五心烦热，或午后、夜间潮热；虚火上炎，则两颧发红；热扰营阴，迫津外泄，则盗汗。舌红少苔，脉细数，为阴虚之象。

【辨证要点】

以干咳无痰或痰少而黏与阴虚见症为辨证要点。

三、肺阳虚证

肺阳虚证是肺脏阳气亏虚，温煦失职所表现的证候。

【临床表现】

面色晦暗或㿠白，咳喘无力，痰白清稀量多如泡沫，胸闷气短，神疲乏力，畏寒肢冷，或面浮肢肿，舌淡紫胖嫩苔白滑，脉虚大或迟而无力。

【证候分析】

本证多因久病咳喘，耗伤肺阳；或年老体弱，阳气虚衰所致。

肺主宣降，通调水道，肺阳虚弱，宣降失职，则咳喘无力，胸闷气短；津液失布，痰饮停肺，则咳痰色白清稀量多如泡沫；水湿外溢肌肤，则面浮肢肿。气虚机体功能减退，则神疲乏力；阳虚失于温煦，则面色晦暗或㿠白，畏寒肢冷。舌淡紫胖嫩苔白滑，脉虚大或迟而无力，为阳虚、痰湿内停之象。

【辨证要点】

以咳喘无力，痰白清稀量多与虚寒见症为辨证要点。

四、风寒束肺证

风寒束肺证是风寒外袭肺脏，肺卫失宣所表现的证候。

【临床表现】

咳嗽，气喘或哮喘，咳痰色白清稀，喉痒不适，微恶寒发热，鼻塞流清涕，头身疼痛，无汗，舌苔薄白，脉浮紧。

【证候分析】

本证多因外感风寒，侵袭肺卫所致。

肺合皮毛，风寒从表侵入肺脏，致肺气失宣而上逆，则咳嗽，气喘或哮喘，喉痒不适。肺失通调，津液不布，聚而为痰，则咳痰色白清稀。寒邪外束，卫阳被遏，肌表失于温煦，则恶寒；卫阳郁而化热，则发热；腠理闭塞，则无汗。肺气失宣，鼻窍不利，则鼻塞流清涕。寒邪凝滞气血，经气不利，则头身疼痛。舌苔薄白，脉浮紧，为外感风寒之象。

【辨证要点】

以咳嗽气喘，痰白清稀与风寒表证见症为辨证要点。

五、风热犯肺证

风热犯肺证是风热外袭肺脏，肺失宣肃所表现的证候。

【临床表现】

咳嗽，咳痰黄稠，发热微恶风寒，头痛肢酸，鼻塞流浊黄涕，口干咽痛，舌尖红苔薄微黄，脉浮数。

【证候分析】

本证多因外感风热，侵袭肺卫所致。

风热犯肺，肺失清肃，肺气上逆，则咳嗽。风热为阳邪，灼液为痰，则咳痰黄稠。肺卫失宣，风热客于肌表，则发热而微恶风寒。鼻为肺窍，肺气失宣，且津液为风热所熏灼，则鼻塞流浊黄涕。风热上犯头咽，灼伤津液，则头痛、口干而咽痛。舌尖红苔薄黄，脉浮数，为风热外袭之象。

【辨证要点】

以咳嗽，咳痰黄与风热表证见症为辨证要点。

六、燥邪伤肺证

燥邪伤肺证是燥邪外袭肺脏，肺失清润所表现的证候。又称燥气伤肺证，亦称肺燥（外燥）证。

【临床表现】

干咳，或痰少而黏、难咳，甚则痰中带血或胸痛，唇、舌、鼻、咽喉干燥，尿少便干，轻微发热恶寒，头身酸痛，舌尖红苔薄而干，脉浮数或浮紧。

【证候分析】

本证多因秋令外感燥邪，耗伤肺津所致。

肺喜润恶燥，燥邪犯肺，易伤肺津，肺失滋润，清肃失职，则干咳无痰或痰少而黏、难咳；重者燥伤肺络，则痰中带血或胸痛。燥伤津液，官窍失润，则唇、舌、鼻、咽喉干燥；肠失濡润，则大便秘结；尿源亏乏，则小便短少。燥邪袭表，肺卫失宣，则轻微发热恶寒，头身酸痛。若燥与热合，称为温燥，则少汗，舌尖红苔薄黄而干，脉浮数；若燥与寒见，称为凉燥，则无汗，苔薄白而干，脉浮紧。临床上凉燥较少见。

【辨证要点】

以干咳或痰少而黏、难咯，口鼻干燥与轻微表证见症为辨证要点。

七、寒饮阻肺证

寒饮阻肺证是寒邪与痰饮壅阻于肺，肺失宣降所表现的证候。

【临床表现】

咳喘，咳痰量多色白清稀，甚则哮喘痰鸣，背心寒冷，胸中窒闷，形寒肢冷，口淡不渴，舌淡胖苔白滑，脉沉紧或弦滑。

【证候分析】

本证多因素有痰饮伏肺，复感风寒；或脾阳不足，寒从中生，聚湿生痰，寒痰阻肺所致。

寒邪瘀滞，痰饮客肺，肺失宣降，肺气上逆，则咳喘，咳痰量多色白清稀。寒痰（饮）伏肺，阻塞气道，呼吸不畅，则自觉背心寒冷，胸中窒闷，哮喘痰鸣。寒邪伤阳，肌肤失煦，则形寒肢冷。舌淡胖苔白滑，脉沉紧或弦滑，为寒饮内停之象。

【辨证要点】

以咳喘哮鸣，咳痰量多清稀与实寒见症为辨证要点。

八、肺热炽盛证

肺热炽盛证是邪热壅肺，肺失宣肃所表现的证候。又称肺热证、肺火证。

【临床表现】

咳嗽气喘，甚则鼻煽气灼，发热面赤，烦渴引饮，胸痛汗多，咽喉肿痛，尿黄便秘，舌红苔黄燥，脉洪数。

【证候分析】

本证多因外感风热犯肺，或风寒化热入肺，热邪壅盛所致。

热邪犯肺，肺失宣肃，肺气上逆，则咳嗽气喘，甚则鼻煽气灼。热邪壅盛、上熏，则发热面赤，烦躁，渴喜冷饮，咽喉肿痛，汗多胸痛。热盛伤津，则尿黄便秘。舌红苔黄燥，脉洪数，为肺热炽盛之征。

【辨证要点】

以咳喘气急，咽喉肿痛与里实热见症为辨证要点。

九、痰热壅肺证

痰热壅肺证是痰热蕴结于肺，肺气壅逆所表现的证候。又称痰热阻肺证。

【临床表现】

咳嗽气喘，胸闷，或喉间痰鸣，咳痰黄稠量多或脓血腥臭痰，甚则鼻煽胸痛，身热烦躁，大便秘结，小便短黄，舌红苔黄腻，脉滑数。

【证候分析】

本证多因温热之邪犯肺，或宿痰化热，壅阻于肺所致。

痰热蕴结于肺，肺失清肃而气上逆，则咳喘，咳痰黄稠量多；阻滞肺络，壅滞气血，腐败血肉，则咳吐脓血腥臭痰，或痰中带血，胸痛。痰热交阻，气道不利，则胸闷，喉间痰鸣，鼻翼煽动。热盛伤津，则身热烦躁，大便秘结，小便短黄。舌红苔黄腻，脉滑数，为痰热内盛之象。

【辨证要点】

以咳喘，咳痰黄稠或脓血腥臭痰与里实热见症为辨证要点。

十、大肠湿热证

大肠湿热证是湿热蕴结大肠，致大肠传导功能失常所表现的证候。又称肠道湿热证。

【临床表现】

下痢脓血黏液便，或暴注下泻，大便色黄而臭，腹痛，里急后重，肛门灼热，小便短赤，或发热烦渴，舌红苔黄腻，脉滑数。

【证候分析】

本证多因夏秋之季，外感暑湿之邪侵犯大肠；或饮食不洁，湿热内生，蕴结肠道所致。

湿热熏灼肠道，肠络受损，血败肉腐，则下痢脓血黏液便（红白冻子）；下注大肠，传导失司，则暴注下泻，大便色黄而臭，肛门灼热；腑气滞涩不畅，则腹痛，里急后重。热邪内盛，则发热烦渴，小便短赤。舌红苔黄腻，脉滑数，为湿热内盛之象。

【辨证要点】

以下痢脓血黏液或暴泻，腹痛，里急后重与湿热见症为辨证要点。

十一、肠热腑实证

肠热腑实证是热邪与大肠中糟粕互结，导致腑气不通所表现的证候。

【临床表现】

脐腹胀满疼痛，拒按，大便秘结或热结旁流，小便短赤，高热或日晡潮热，汗出口渴；或失眠狂乱，甚则神昏谵语，舌红苔黄厚干焦；或起芒刺，甚则焦黑燥裂，脉沉迟有力或滑数。

【证候分析】

本证多因热邪炽盛，津液暗耗；或误用发汗，津液外泄，致使肠中干燥，里热更甚，燥屎内结所致。

大肠属阳明经，阳明经气旺于日晡，而热邪客于大肠，蒸津外出，则日晡潮热或高热，手足汗出。邪热与糟粕互结肠道，形成燥屎，腑气不通，则脐腹胀满疼痛，拒按，大便秘结；燥屎内结，迫肠中津液从旁而下，则见热结旁流。热邪蒸腾，上灼心神，则失眠、狂乱、神昏谵语。热结津亏，则口渴饮冷，尿少，舌红苔黄厚干焦，或起芒刺甚则焦黑燥裂。燥热内结，血行加速，则脉滑数；若燥屎坚结，阻碍气机，脉道壅滞，则脉沉迟有力。

【辨证要点】

以腹硬满疼痛，便秘与里热炽盛见症为辨证要点。

十二、肠燥津亏证

肠燥津亏证是大肠津液亏虚，肠失濡润所表现的证候。又称大肠液亏证。

【临床表现】

大便干结难解，数日一行，口燥咽干，或伴头晕、口臭、嗳气、腹胀，舌红少津苔黄燥，脉细涩。

【证候分析】

本证多因素体阴亏，或久病伤阴，或年老阴血不足，或吐泻、高热、产后等，津液耗伤所致。

肠道津液不足，失于濡润，传导不利，则大便干燥，难以排出，甚至数日一行，腹胀。津亏不能上承，则口燥咽干。大便不解，腑气不通，浊气上犯，则头晕，口臭，嗳气。阴液不足，燥热内生，则舌红少津、苔黄燥；津亏则血少，脉道失充，血行涩滞，则脉细涩。

【辨证要点】

以便秘粪燥与津亏见症为辨证要点。

十三、大肠虚寒证

大肠虚寒证是大肠阳气虚衰，传导不利，排便失控所表现的证候。又称肠虚滑泻证。

【临床表现】

久泻不止，或大便失禁，甚则脱肛，腹部隐痛，喜温喜按，畏寒肢冷，神疲乏力，舌淡苔白滑，脉沉弱。

【证候分析】

本证多因久泻、久痢失治、误治，以致大肠阳气虚衰，传导失职，排便失控。

久泻、久痢伤阳，大肠气虚失于固摄，则久泻不止，甚或滑泻失禁，脱肛。阳虚寒从中生，寒凝气滞，则腹部隐痛，喜温喜按；肢体失煦，则畏寒肢冷；机体功能衰退，则神疲乏力。舌淡苔白滑，脉沉弱，为阳虚阴盛之象。

【辨证要点】

以泄泻无度，大便失禁与虚寒见症为辨证要点。

十四、虫积肠道证

虫积肠道证是蛔虫等寄生虫积于肠道所表现的证候。

【临床表现】

脐腹部疼痛，时发时止，反复发作，或可触及条索状虫团，或大便排虫，面黄肌瘦，胃脘嘈杂，大便不调，烦躁不安，或厌食、嗜食异物，或鼻痒，睡中齘齿，面部白斑，白睛蓝斑，下唇黏膜小粟粒状隆起，或突发腹部剧痛而汗出肢厥，呕吐蛔虫。

【证候分析】

本证多因饮食不洁，虫卵随饮食入口，寄生于肠道所致。

虫居肠道，扰乱气机，则脐腹部疼痛；虫动则痛，虫静则止，故反复发作而无定时，或随便而排出；虫聚成团，则腹部按之有条索状虫团；虫居肠道而吮吸精微，阴血暗耗，虚火内生，则嘈杂，面黄肌瘦，烦躁不安，睡中齘齿。虫动扰乱脾胃的运纳功能，则厌食，嗜食异物，大便或泻或秘。虫积肠道，湿热浊气循阳明经上熏，则鼻痒，面部白斑、下唇黏膜小粟粒状隆起。肺与大肠相表里，白睛属肺，虫居肠道，则白睛蓝斑。若蛔虫上窜，侵入胆道，气机阻闭，则腹痛剧烈，呕吐或吐蛔，甚至汗出肢厥，称为"蛔厥"。

【辨证要点】

以脐腹时痛，大便排虫或粪检见虫卵为辨证要点。

第五节　肾与膀胱病辨证

肾位于腰部，脊柱两侧，左右各一；膀胱位于小腹中央，上口通于肾，下口连接尿道；肾经与膀胱经相互络属，故两者互为表里。

肾藏精，主生殖、生长和发育，为先天之本；肾主骨生髓充脑，其华在发，开窍于耳及二阴；肾主水，主持和调节人体水液代谢功能；肾主纳气，具有摄纳肺吸入之清气，防止呼吸表浅，保证体内外气体的正常交换。膀胱有贮存和排泄尿液的功能。肾与膀胱相互依存，相互协调，共同完成小便的生成、贮存和排泄。

肾病以人体生长发育迟缓、成人早衰，生殖功能障碍，呼吸功能减退，水液代谢失常和骨、髓、脑、发、耳等功能失常为主要病理变化，故肾病常见症状有腰膝酸软或疼痛，耳鸣耳聋，齿摇发脱，男子阳痿遗精、精少不育，女子经少、经闭、不孕，水肿，虚喘，二便排泄异常等。膀胱病以排尿异常为主要病理变化，常见症状有尿频，尿急，尿痛，尿闭，遗尿，小便失禁等。

肾病常见证候为肾精不足证、肾阴虚证、肾阳虚证、肾气不固证、肾不纳气证和肾虚水泛证。膀胱病的常见证候为膀胱湿热证。

一、肾精不足证

肾精不足证是肾精亏虚，以致生长发育迟缓或生殖功能低下、早衰等所表现的证候。

【临床表现】

小儿发育迟缓，身材矮小，囟门迟闭，骨骼痿软，智力低下，动作迟钝；成人性欲减退，男子精少不育，女子经闭不孕；发脱齿摇，耳鸣如蝉，耳聋，腰膝酸软，足痿无力，健忘恍惚，精神痴呆，动作迟钝；舌淡苔白，脉弱。

【证候分析】

本证多因先天禀赋不足；或后天失于调养，久病伤肾；或房劳过度，耗伤肾精所致。

肾精主生长、发育，肾精不足，不能化气生血，也不能化髓长骨养脑，故小儿发育迟缓，身材矮小，囟门迟闭，骨骼痿软，智力低下，动作迟钝。肾精亏虚，生殖无源或生殖功能低下，故成人性功能减退，男子精少不育，女子经少或经闭不孕。肾精不足，失其充养，可致成人早衰。肾其华在发，发为血之余，精血互化，精亏血少，则头发易脱；齿为骨之余，肾精亏骨失所养，则齿摇早脱；耳为肾窍，脑为髓海，精少髓亏，脑海失充，故耳鸣耳聋，健忘痴呆；精亏髓减，则骨骼失养，故腰膝酸软，足痿无力。舌淡苔白，脉弱，亦为精血亏虚，脉道失充之象。

【辨证要点】

以小儿生长发育迟缓，成人生殖功能低下及早衰为辨证要点。

二、肾阴虚证

肾阴虚证是肾阴亏虚，相关组织器官失于滋养，虚热内生所表现的证候。

【临床表现】

腰膝酸软而痛，眩晕耳鸣，失眠多梦，形体消瘦，潮热盗汗，五心烦热，咽干颧红，男子阳强易举，遗精早泄，女子经少经闭，或见崩漏，舌红少苔或无苔，脉细数。

【证候分析】

本证多因久病及肾，或温热病后期伤阴，或过服温燥劫阴之品，或房事不节，耗伤肾阴所致。

肾阴为人体阴液之根本，滋养、濡润各脏腑组织器官，并有制约阳亢之功。肾阴不足，脑、骨、耳窍失养，故腰膝酸软而痛，眩晕耳鸣。心肾为水火相济之脏，肾水亏虚，不能上承于心，水火失济，则心火偏亢；致心神不宁，则见失眠多梦。肾阴亏虚，阴不制阳，虚火内生，故见形体消瘦，潮热盗汗，五心烦热，咽干颧红。肾阴不足，相火妄动，则男子阳强易举，精室被扰则遗精早泄；女子以血为用，阴亏则经血来源不足，故经少或经闭；阴虚火旺，迫血妄行，则见崩漏。舌红少苔或无苔，脉细数，为阴虚内热之象。

【辨证要点】

以腰酸耳鸣，男子遗精，女子月经失调与阴虚见症为辨证要点。

三、肾阳虚证

肾阳虚证是元阳虚衰，其温煦、生殖、气化功能下降所表现的证候。

【临床表现】

腰膝酸软冷痛，畏寒肢冷，下肢尤甚，面色㿠白或黧黑，神疲乏力；或见性欲冷淡，男子阳痿、滑精、早泄，女子宫寒不孕、白带清稀量多；或大便稀溏，或五更泄泻，尿频清长，夜尿多；舌淡苔白，脉沉细迟无力，尺部尤甚。

【证候分析】

本证多因素体阳虚；或年高肾亏，久病伤阳；或房劳过度等所致。

肾主骨，腰为肾之府，肾阳虚衰，不能温养筋骨、腰膝，故腰膝酸软冷痛。肾居下焦，为阳气之根，元阳不足，失于温煦，则畏寒肢冷，下肢尤甚。阳虚无力运行气血，面络不充，故面色㿠白；若肾阳衰惫，阴寒内盛，则本脏之色外现而面色黧黑。阳虚不能鼓动精神，则神疲乏力。肾阳为生殖的动力，肾阳虚弱，故性欲冷淡，男子阳痿，女子宫寒不孕。肾阳虚弱，固摄失司，则男子滑精、早泄，女子白带清稀量多，尿频清长，夜尿多。肾阳虚衰，火不生土，脾阳虚弱，运化无权，水湿下注，则大便稀溏或五更泄泻。舌淡苔白，脉沉细迟无力，尺部尤甚，为肾阳不足之象。

【辨证要点】

以腰膝冷痛，生殖能力下降与虚寒见症为辨证要点。

四、肾气不固证

肾气不固证是肾气亏虚，其藏精和摄尿功能失职所表现的证候。

【临床表现】

腰膝酸软，神疲乏力，耳鸣耳聋；尿频数清长，夜尿频多，或遗尿，或尿后余沥不尽，或尿失禁；男子滑精、早泄，女子月经淋漓不尽，带下清稀量多，或胎动易滑；舌淡苔白，脉弱。

【证候分析】

本证多因年幼肾气未充，或年高肾气亏虚，或房劳过度，或久病伤肾所致。

腰为肾之府，肾主骨生髓，开窍于耳，肾气亏虚，骨髓、耳窍失养，故腰膝酸软，耳鸣耳聋。气不充身，则神疲乏力。肾主水，肾脏有化气摄尿之功，肾气亏虚，固摄无权，膀胱失约，则小便频数，尿后余沥不尽，遗尿，夜尿多，甚则小便失禁。肾藏精，为封藏之本，肾气虚精关不固，故男子滑精、早泄；冲任不固，带脉失约，则女子月经淋漓不尽，带下量多清稀，胎动易滑。舌淡苔白，脉弱，为肾气虚衰之象。

【辨证要点】

以腰膝酸软，小便失摄症状，滑精，滑胎，带下清稀量多与气虚表现共见为辨证要点。

五、肾不纳气证

肾不纳气证是肾气亏虚，纳气无权所表现的证候。

【临床表现】

久病咳喘，呼多吸少，气不接续，动则喘甚，腰膝酸软，或自汗神疲，声音低怯，舌淡苔白，脉沉弱；或喘息加剧，冷汗淋漓，肢冷面青，脉浮大无根；或气短息促，颧红心烦，口燥咽干，舌红少苔，脉细数。

【证候分析】

本证多因久病咳喘，肺病及肾；或年老肾亏，劳伤太过，致肾气不足，不能纳气所致。

肺为气之主，司宣发肃降，肾为气之根，主摄纳肺吸入之清气，保证体内外气体的正常交换。咳喘久延不愈，累及于肾，致肺肾气虚，则肾不纳气，气不归元，故呼多吸少，气不得续，动则喘息益甚。肾气不足，失其充养，则腰膝酸软乏力。阳气不足则神疲乏力，宗气不足则声音低怯，卫气不固则自汗。舌淡苔白脉沉弱，皆为气虚之象。肾气虚极则肾阳亦衰，甚至虚阳浮越欲脱，则见喘息加剧，冷汗淋漓，肢冷面青，脉浮大无根。阴阳互根，肾气虚衰，若久延伤阴，或素体阴虚，均可致气阴两虚，而见气短息促，以及颧红心烦，口燥咽干，舌红少苔，脉细数等阴虚内热之象。

【辨证要点】

以久病咳喘，呼多吸少，气不接续和肾虚见症为辨证要点。

六、肾虚水泛证

肾虚水泛证是由于肾阳虚衰，气化无权，水邪泛滥所表现的证候。

【临床表现】

全身水肿，腰以下为甚，按之没指，小便短少，腰膝酸软冷痛，畏寒肢冷，腹部胀满，或心悸气短，咳喘痰鸣，舌淡胖苔白滑，脉沉迟无力。

【证候分析】

本证多因素体虚弱，久病及肾，或房劳伤肾，肾阳亏耗所致。肾主水，肾阳不足，气化失司，津停为水，水邪泛溢肌肤，则全身水肿，小便短少。此为阴水，水性下趋，故腰以下肿甚，按之没指。水积腹腔，气机阻滞，则腹部胀满。肾阳虚，肢体失去温煦，故腰膝酸软冷痛，畏寒肢冷。水气上逆，凌心射肺，则见心悸气短，咳喘痰鸣。舌淡胖苔白滑，脉沉迟无力，均为肾阳亏虚，水湿内停之征。

【辨证要点】

以水肿，腰以下肿，小便不利甚与肾阳虚见症为辨证要点。

七、膀胱湿热证

膀胱湿热证是湿热之邪蕴结膀胱，而致气化不利，排尿失常的证候。

【临床表现】

尿频，尿急，尿道灼痛，小便短黄，或浑浊，或尿血，或尿中见砂石，小腹胀痛，或腰、腹掣痛，或伴发热，舌红苔黄腻，脉滑数。

【证候分析】

本证多因外感湿热，蕴结膀胱；或饮食不节，湿热内生，下注膀胱所致。

热蕴结膀胱，气化不利，故小腹胀痛。湿热下迫尿道，则尿频尿急，尿道灼痛。湿热熏灼津液，则小便短黄或浑浊；湿热灼伤血络，则为尿血；湿热久郁，煎熬尿中杂质成砂石，则尿中可见砂石。若膀胱湿热累及肾脏，可见腰、腹牵引而痛。若湿热外蒸，可见发热。舌红苔黄腻，脉滑数，为湿热内蕴之象。

【辨证要点】

以尿频，尿急，尿道灼痛，尿短黄与湿热之象为辨证要点。

第三章 预防与治则

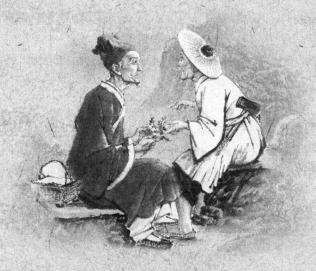

第一节　预防

一、未病先防

在发生疾病之前，采取各种有效措施，做好预防工作，以防止疾病的发生。疾病的发生，主要关系到邪正盛衰。正气不足是疾病发生的根据，邪气入侵是发病的条件。因此，未病先防，就必须从增强人体正气和防止病邪侵害两方面入手。

（一）提高正气的抗病能力

正气的强弱，由体质决定。一般来说，体质壮实者，正气充盛；体质虚弱者，正气不足。《素问·刺法论》说："正气存内，邪不可干。"因此，增强体质是提高正气抗病能力的关键，具体方法有以下几个方面。

1.调摄精神

中医学认为，人的精神情志活动与人体生理、病理变化关系密切。突然、强烈或持久的精神刺激，可以使人体气机逆乱、阴阳失调而发病；在疾病过程中，精神情志也会对疾病产生一定的影响。心情舒畅，情绪乐观，则气机调畅、气血平和、正气充沛，可减少疾病发生，或疾病较快恢复。

2.生活有常

饮食有节，起居有常，劳逸适度，保持精力旺盛，防止疾病的发生。

3.顺应自然

人与自然息息相关，人要顺应自然界四时气候变化，防止疾病的发生。

4.体育锻炼

科学的运动或体力劳动可使人体气血通畅，关节疏利，可增强体质，提升正气，减少疾病的发生。

5.药物预防

我国很早就开始用药物预防疾病，如《内经》有用"小金丹"预防疾病的记载。元代有用紫草煎剂来预防麻疹的记载。16世纪发明了人痘接种预防天花。

近些年，运用中草药来预防疾病，如用贯众、板蓝根、大青叶预防流行性感冒和流行性脑脊髓膜炎；用马齿苋预防细菌性痢疾；用茵陈、栀子预防肝炎等，都是简单易行，行之有效的方法。

（二）防止病邪入侵

病邪是导致疾病发生的重要条件，故未病先防除了增强正气，提高抗病能力之外，还要注意避免病邪的侵害。《素问·上古天真论》说："虚邪贼风，避之有时"，就是说要谨慎躲避外邪的侵害。比如顺应四时，春天防风，夏天防暑，秋天防燥，冬天防寒等。

二、既病防变

在疾病发生以后，应早期诊断、早期治疗，以防止疾病的发展与传变。

（一）早期诊治

疾病初期，病情轻浅，正气未衰，相对易治。《素问·阴阳应象大论》说："故邪风之至，疾如风雨，故善治者治皮毛，其次治肌肤，其次治筋脉，其次治六腑，其次治五脏。治五脏者，半死半生也。"说明既病之后，诊治越早，疗效越好，如不及早诊治，病邪有可能由浅入深，由轻到重，治疗就愈困难。

（二）控制传变

传变，是疾病在脏腑组织中的传移变化，又称"传化"。疾病具体的传变规律，如外感热病的六经传变、卫气营血传变、三焦传变；内伤杂病的五行生克规律传变、脏腑表里传变以及经络传变等。《金匮要略》指出："夫治未病者，见肝之病，知肝传脾，当先实脾。"就是根据脏腑的生克制化规律提出的控制疾病传变的具体方法。认识和掌握疾病的传变途径及其规律，就能及时而适当地采取防治措施，从而制止疾病的发展或恶化。

既病防变，不仅要截断病邪的传变途径，而且要"务必先安未受邪之地"，即根据其传变规律，实施预见性治疗，以控制其病理传变。

第二节　治则

治则，是中医治疗疾病的法则，从整体观念出发，在阴阳五行学说指导下，将四诊所得的进行分析、归纳，然后根据证情制定出相应的治疗原则。治则是临证制方遣药的依据，其内容颇为丰富，千百年来一直在防治疾病上发挥着积极的指导作用。中医学有一整套比较完整和系统的治疗原则理论。如未病先防、治病求本、扶正祛邪、因地因时因人制宜等。其中包含着许多辨证思想，在临床治疗上起着重要指导作用。治则包括治病求本、扶正祛邪、调整阴阳、调和气血、调和脏腑、三因制宜等内容。

一、治病求本

治病求本，是指在治疗疾病时，寻求引起疾病的根本原因，并针对其进行治疗。临床上，治病求本，就是针对疾病的病因、病机进行治疗。如头痛，它可由外感、血虚、气虚、痰湿、肝阳上亢、瘀血等多种原因引起，治疗就不能简单地采取对症止痛治疗，而应在辨证基础上，找出病因所在，分别采用解表、养血、补气、燥湿化痰、平肝潜阳、活血化瘀等法进行治疗。这就是"治病求本"。临床运用这一法则时，需正确掌握"治标与治本""正治与反治"及"病治异同"三种治则。

（一）治标与治本

标，指现象；本，指本质。标与本是相对的概念，在中医学中常用来说明病变过程中矛盾的主次关系。如邪正而言，邪气为标，正气为本；病因、病机与症状而言，病因、病机为本，症状为标；疾病先后而言，新病和继发病是标，旧病和原发病为本，等等。掌握疾病的标本，就能分清主次，从复杂的疾病矛盾中找出主要矛盾或矛盾的主要方面，从而抓住治疗疾病的关键。

在复杂多变的疾病过程中，常有标本主次的不同，故治疗上有先后缓急之分。针对临床病症中标本主次的不同，采取急则治其标、缓则治其本、标本兼治三种。

1.急则治其标

急则治其标是指标病甚急，若不先治标，会危及患者生命或影响对本病的进一步治疗。如肝血瘀阻鼓胀患者，就原发病与继发病而言，鼓胀多是在肝病基础上形成，则肝血瘀阻为本，腹腔积液为标，如腹腔积液不重，则宜活血化瘀为主，兼以利水；但腹腔积液严重，腹部胀满，呼吸急促，二便不利时，当先治腹腔积液之标病，待腹腔积液减退，病情稳定后，再治其肝病之本。

2.缓则治其本

缓则治其本是指在病情不急时，抓住疾病的本质进行治疗。如痰湿蕴肺之咳嗽，痰湿内阻是本，咳嗽是标。治疗不能单纯用止咳法来治标，应化痰祛湿以治本，使痰湿得化，肺气宣利，咳嗽自然就消除了。

3.标本兼治

标本兼治是指在标病和本病俱急或并重之时所采取的治则。单治标病或单治本病均不能适应该病的治疗要求，故需标本兼顾，标本同治。如虚人感冒，正气虚弱为本，外感表邪为标，治疗单用补气则易留邪，表证难解；仅用发汗解表则易损伤正气，使正气更虚。故应益气解表，标本兼顾，使正胜邪退而愈。

（二）正治与反治

1.正治

正治又称"逆治"。是指逆着疾病症候性质而治的一种治疗原则，即用与症候性质相反的方药进行治疗。适用于疾病的本质与现象相一致的病症。常用的正治法有：

（1）寒者热之：是指表现为寒象的寒性病症，用温热性质的方药治疗。如表寒证用辛温解表的方药，里寒证用辛热温里的方药等。

（2）热者寒之：是指表现为热象的热性病症，用寒凉性质的方药治疗。如表热证用辛凉解表的方药，里热证用苦寒清里的方药等。

（3）虚则补之：是指表现为虚象的虚损病症，用补益扶正的方药治疗。如阳气虚用扶阳益气的方药，阴血不足用滋阴养血的方药等。

（4）实则泻之：是指表现为实象的邪实病症，用攻邪泻实的方药治疗。如食滞病症用消食导滞的方药，瘀血病症用活血逐瘀的方药等。

2.反治

反治又称"从治"。是指顺从疾病假象而治的一种治疗原则。即用与疾病表现的假象相同性质的方药进行治疗。适用于疾病的本质与现象不完全一致的病症。究其实质，仍是在治病求本法则指导下，针对疾病的本质而进行治疗的方法。常用的反治法有：

（1）寒因寒用：是指表现假象为寒象的病症，用寒性药物治疗，适用于真热假寒证。如表现为手足厥冷、脉沉等假寒之象的热厥证，是因热邪深伏于里，阻遏阳气不能外达，故用寒凉性质的药物治疗，针对其真里热假寒象的病症，即寒因寒用。

（2）热因热用：是指表现假象为热象的病症，用热性药物治疗，适用于真寒假热证。如表现为烦热、口渴、面赤、脉大等假热之象的格阳证，是因阴寒壅盛于里，逼迫阳气浮越于外，故用温热性质的药物治疗，针对其真里寒假热象的病症，即热因热用。

（3）塞因塞用：是指表现假象为闭塞不通的病症，用补益药物治疗，适用于脏腑气血不足，功能低下亦可产生具有闭塞不通现象的病症，当以补开塞。如脾胃虚弱，中气不足，气机升降失常，可致脘腹胀满，大便不通等，当采用健脾益气的方药治疗，即塞因塞用。

（4）通因通用：是指表现假象为通泻症状的实证，用通利药物治疗。如瘀血所致的崩漏，用活血祛瘀的方药治疗；食积引起的腹痛、泄泻，用消导泻下的方药治疗；膀胱湿热导致的尿频、尿急、尿痛，用清利湿热的方药治疗，即通因通用。

正治与反治，都是针对疾病的本质而治，属于治病求本的范畴；正治，适用于病变本质与其外在表现相一致的病症，而反治，则适用于病变本质与临床征象不完全一致的病症。

（三）病治异同

病治异同，是指在辨证论治思想指导下的"同病异治"与"异病同治"两个方面。

1.同病异治

同一疾病，由于病因、疾病所处阶段、发病时间、地域、患者体质等不同，临床所表现的证候各异，采取不同的治法，即所谓"同病异治"。如感冒，由于感受外邪有风寒和风热之别，治法也就有辛温解表与辛凉解表之分。即所谓"一病多方"。

2.异病同治

不同疾病，在发展变化的过程中，出现同一性质的证候，可采用相同的方法进行治疗。如胃下垂、脱肛、子宫脱垂、久泻等病，因其病机相同，均属气虚下陷，也都可以采用益气、升提中气的方法进行治疗，即所谓"多病一方"。

二、扶正祛邪

疾病发生发展的过程，是正气与邪气双方相互斗争的过程。正邪盛衰，决定着疾病的虚实变化，即"邪气盛则实，精气夺则虚"；正邪胜负，决定着疾病的进退，正胜则病退，邪胜则病进。故治疗疾病的一个基本原则，是扶助正气，祛除邪气。

（一）扶正

扶正是指扶助正气，增强体质，提高机体的抗邪及康复能力的一种治则。适用于虚证，即所谓"虚则补之"。临床上可根据具体情况，分别采取补气、养血、助阳、滋阴等治法。

（二）祛邪

祛邪是指祛除邪气，削弱或祛除病邪的侵袭和损害的一种治则。使邪祛正安，适用于实证，即所谓的"实则泻之"。临床上可根据病症不同，分别采取发汗、催吐、泻下、清热、祛湿、消导、化瘀等治法。

（三）扶正祛邪兼用

运用扶正祛邪的治则时，要认真分析正邪力量的对比情况，分清主次，决定是扶正还是祛邪，以及决定扶正祛邪的先后。一般情况下，扶正用于正虚为主的病症；祛邪用于邪实为主的病症；虚实错杂证，则应扶正祛邪并用，根据正邪双方在疾病过程中所处的不同地位，具体运用情况如下：

（1）先祛邪后扶正：即先攻后补，适用于邪实正虚，邪实为主的病症。正气虽虚，尚耐攻伐，如兼扶正，反会留邪，故当先祛邪，后扶正。如瘀血所致的崩漏证，瘀血之实，与失血之正虚并存，瘀血不去，崩漏下血不止，故治疗当先活血化瘀，然后补血。

（2）先扶正后祛邪：即先补后攻，适应于正虚邪实，正虚为主的病症。正气过于虚弱，不耐攻伐，故当先扶正，后祛邪。如某些虫积患者，因病久脾气过虚，不宜驱虫，应先健脾以扶正，待正气恢复，再行驱虫。

（3）扶正与祛邪并用：即攻补兼施，适应于正虚邪实病症。随正虚与邪实的主次不同，攻补也不同。正虚为主，当以扶正为主，兼顾祛邪；邪实为主，当以祛邪为主，兼顾扶正。总之，应以"扶正不留邪，祛邪不伤正"为原则。

三、调整阴阳

疾病的发生，是机体阴阳的相对平衡遭到破坏，出现了阴阳的偏盛或偏衰的病理变化。因此，调整阴阳，使阴阳恢复平衡，是治疗疾病的一个基本原则。

（一）损其有余

即用"实则泻之"的方法治疗阴或阳偏盛有余的病症。如用"热者寒之"的方法治疗"阳盛则热"的实热证；用"寒者热之"的方法治疗"阴盛则寒"的实寒证。

（二）补其不足

即用"虚则补之"的方法治疗阴或阳偏衰的病症。如用"壮水之主，以制阳光"的方法治疗阴虚不能制阳的虚热证，又称"阳病治阴"；用"益火之源，以消阴翳"的方法治疗阳虚不能制阴的虚寒证，又称"阴病治阳"。对于阳损及阴或阴损及阳的阴阳两虚证，则应采取阴阳双补的方法治疗。

（三）补损兼用

因阴阳双方相互制约、相互消长，在阴或阳偏盛的疾病过程中，亦可导致另一方的不足，故在应用"损其有余"的同时，应兼顾其不足。如在温散阴寒的同时，佐以补阳之剂；清泻阳热的同时，佐以滋阴之剂。同样，在应用"补其不足"的同时，也应兼顾其偏胜，治疗时则以补虚为主，兼损其有余。

四、三因制宜

疾病的发生、发展与转归，受多方面因素的影响，如气候变化、地理环境、体质差异等。因此，治疗疾病时，需考虑这些具体因素，区别对待，因时、因地、因人的不同，而制订相适宜的治疗方案，是治疗疾病的一个基本原则。

（一）因时制宜

四时气候的变化，对人体的生理功能、病理变化都会产生一定的影响。根据不同季节气候的特点，来考虑治疗用药的原则，就是"因地制宜"。

一般而言，春夏季节，阳气升发，气候由温渐热，人体腠理疏松开泄，即使外感风寒，也不宜过用麻桂等发散之品，以免开泄太过，耗伤气阴；秋冬季节，阴盛阳衰，气候由凉渐寒，人体腠理致密，阳气内敛，此时病热证，也当慎用芩连等寒凉之品，以防苦寒伤阳。正如《素问·六元正纪大论》说："用寒远寒，用凉远凉，用温远温，用热远热，食宜同法。"

（二）因地制宜

不同的地区，由于地势高低、气候条件及生活习性各异，对人体的生理活动、病理变化也不尽相同。根据不同地区的地理特点，来考虑治疗用药的原则，就是"因地制宜"。

如我国东南一带，气候温暖，机体腠理较疏松，即使外感风寒，也常用药量轻，多用荆防等；而西北地区，气候寒凉，机体腠理闭塞，感邪以风寒居多，药量常较重，多用麻桂等。

（三）因人制宜

根据患者年龄、性别、体质、生活习惯等的不同来考虑治疗原则，就是"因人制宜"。

1.年龄

小儿生机旺盛，但脏腑娇嫩，气血未充，发病则易寒易热，易虚易实，病情变化较快。故治疗小儿疾病，药量宜轻，忌投、峻攻，少用补益；青壮年气血旺盛，脏腑充实，发病由于邪正相争剧烈而多表现为实证，治疗宜攻邪泻实，药量可稍重；老年人生机减退，气血亏虚，患病多虚证，或虚中夹实，治疗虚证宜补，实证时攻邪慎重，中病即止，药量应少于青壮年。

2.性别

男女各有其生理特点，妇女有经、带、胎、产等情况，治疗用药需加以考虑。如妊娠期，禁用或慎用峻下、破血、滑利、走窜伤胎或有毒药物，产后应考虑气血亏虚及恶露情况等。

3.体质

体质有强弱与寒热之偏。阳盛或阴虚之体，当慎用温热之剂；阴盛或阳虚之体，则当慎用寒凉之品；体质壮实者，攻伐之药量可稍重；体质偏弱者，攻伐之药量稍轻，且多配伍补益之药。此外，有的患者素有某些职业病或慢性病，以及情志因素，生活偏嗜等，在诊治时，也应注意。

因时、因地、因人制宜的治疗原则，充分体现了中医治疗疾病时的整体观念和辨证论治思想，在临床实践中要具体情况具体分析，灵活运用。

第四章 常用中药与方剂

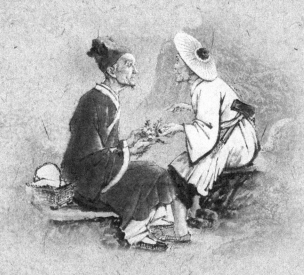

第一节　常用中药

一、解表药

凡以发散表邪、治疗表证为主要作用的药物，统称解表药。

本类药物大多辛散轻扬，主入肺、膀胱经，偏行肌表，能促进发汗，使表邪通过汗出而解。主要用治恶寒发热、头身疼痛、无汗或有汗不畅、脉浮之外感表证。部分解表药尚可用于水肿、咳喘、麻疹、风疹、风湿痹痛、疮疡初起等兼有表证者。

根据解表药的药性及功效主治差异，可分为辛温解表药与辛凉解表药两类，应针对外感风寒、风热的不同选择使用。由于冬季多风寒，春季多风热，夏季多夹暑湿，秋季多兼燥邪，应根据四时气候的不同配伍祛风湿散寒、清热解毒、祛暑化湿、养阴润燥等药。若虚人外感，正虚邪实，又应根据体质不同，分别与益气、助阳、养阴、补血药配伍，以扶正祛邪。

使用发汗力较强的解表药时，用量不宜过大，以免发汗太过，耗伤阳气，损及津液；汗为津液，血汗同源，故表虚自汗、阴虚盗汗以及疮疡日久、淋证、失血患者，虽有表证，也应慎用解表药；同时，使用解表药还应因时因地而异；解表药多为辛散之品，入汤剂不宜久煎，以免有效成分挥发而降低药效。

现代药理研究证明，解表药一般具有不同程度的发汗、解热、镇痛、抑菌、抗病毒及祛痰、镇咳、平喘、利尿等作用。部分药物还有降压及改善血液循环的作用。

（一）麻黄

为麻黄科植物草麻黄、中麻黄或木贼麻黄的草质茎。主产于河北、山西、内蒙古、甘肃等地。生用、蜜炙或捣绒用。

【性能】

辛、微苦，温。归肺、膀胱经。

【功效】

发汗解表，宣肺平喘，利水消肿。

【应用】

1.风寒感冒

本品味辛发散，性温散寒，主入肺与膀胱经，善于宣肺气、开腠理、透毛窍而发汗解表，发汗力强，为发汗解表之要药。用于外感风寒表实证，与桂枝相需为用，以增强发汗散寒解表之力，如麻黄汤。

2.咳嗽气喘

本品辛散苦泄，温通宣畅，主入肺经，可外开皮毛之郁闭，使肺气宣畅；内降上逆之气，复肺司肃降之常，故善平喘，为治疗肺气壅遏所致喘咳的要药，常配伍杏仁、甘草，如三拗汤。

3.风水水肿

本品上宣肺气、发汗解表，使水湿从毛窍外散；通调水道、下输膀胱，使水湿从小便排出，故宜于风邪袭表，肺失宣降的水肿、小便不利兼有表证者，每与甘草同用，如甘草麻黄汤。

【用法用量】

煎服，3～10 g。发汗解表宜生用，止咳平喘多炙用。

【使用注意】

本品发汗力强，凡表虚自汗、阴虚盗汗及肺肾虚喘者慎用。

（二）桂枝

为樟科植物肉桂的干燥嫩枝。主产于广东、广西及云南省。春、夏二季采收，除去叶，晒干或切片晒干。生用。

【性能】

辛、甘，温。归心、肺、膀胱经。

【功效】

发汗解肌，温通经脉，助阳化气。

【应用】

1.风寒感冒

本品辛甘温煦，其开腠发汗之力较麻黄温和，而善于温通阳气，有助卫实表，发汗解肌，外散风寒之功。对于外感风寒，不论表实无汗、表虚有汗均可使用。治外感风寒、表实无汗者，与麻黄同用，以开宣肺气，发散风寒，如麻黄汤；治外感风寒、表虚有汗者，与白芍同用，以调和营卫，发汗解肌，如桂枝汤。

2.寒凝血滞

对于诸痛证本品有温通经脉，散寒止痛之效。对胸阳不振，心脉瘀阻，胸痹心痛者，能温通心阳，与枳实、薤白同用，如枳实薤白桂枝汤；对中焦虚寒，脘腹冷痛，能温中散寒止痛，与白芍、饴糖等同用，如小建中汤；对妇女寒凝血滞，月经不调，经闭痛经，产后腹痛，能温散血中之寒凝，增强化瘀止痛之效，与当归、吴茱萸同用，如温经汤。

3.痰饮、蓄水证

本品既可温扶脾阳以助运水，又可温肾阳、逐寒邪以助膀胱气化，而行水湿痰饮之邪，为治疗痰饮病、蓄水证的常用药。对脾阳不运，水湿内停所致的痰饮病，如眩晕、心悸、咳嗽者，与茯苓、白术同用，如苓桂术甘汤；对膀胱气化不利，水肿、小便不利者，与茯苓、猪苓、泽泻等同用，如五苓散。

4.心悸

本品能助心阳，通血脉，止悸动。对心阳不振，不能宣通血脉，而见心悸动、脉结代者，与甘草、人参、麦冬等同用，如炙甘草汤。

【用法用量】

煎服，3~10 g。

【使用注意】

本品辛温助热，易伤阴血，凡外感热病、阴虚火旺、血热妄行等证应忌用；孕妇及月经过多者慎用。

（三）生姜

为姜科植物姜的新鲜根茎。各地均产。秋冬二季采挖，除去须根及泥沙，切片，生用。

【性能】

辛，温。归肺、脾、胃经。

【功效】

解表散寒，温中止呕，温肺止咳。

【应用】

1.风寒感冒

本品能发汗解表，祛风散寒，但作用较弱，故适用于风寒感冒轻证，可单煎或配红糖、葱白煎服。本品多作为辅助之品，与其他辛温解表药同用，以增强发表之力。

2.胃寒呕吐

本品能温胃散寒，和中降逆，有"呕家圣药"之称，随证配伍可治疗多种呕吐。对胃寒呕吐最为适合，配伍半夏，即小半夏汤。

3.肺寒咳嗽

本品能温肺散寒、化痰止咳，对于肺寒咳嗽，不论有无外感，不论痰多痰少，皆可选用。

此外，生姜对生半夏、生南星以及鱼蟹等中毒，有一定解毒作用。

【用法用量】

煎服，3~10 g，或捣汁服。

【使用注意】

本品助火伤阴，故热盛及阴虚内热者忌服。

（四）荆芥

为唇形科植物荆芥的干燥地上部分。主产于江苏、浙江、河南、河北、山东等地。生用或炒炭用。

【性能】

辛，微温。归肺、肝经。

【功效】

祛风解表，透疹消疮，止血。

【应用】

1.外感表证

本品辛散气香，微温不烈，药性和缓，为平和之品。对于外感表证，无论风寒、风热或寒热不明显者，均可使用。治风寒感冒，恶寒发热、头痛无汗者，与防风、羌活、独活等同用，如荆防败毒散；治疗风热感冒，发热头痛者，与金银花、连翘、薄荷等配伍，如银翘散。

2.麻疹不透、风疹瘙痒

本品质轻透散，祛风止痒，宣散疹毒。治表邪外束，麻疹初起、疹出不畅，与蝉蜕、薄荷、紫草等同用；配伍苦参、防风、白蒺藜等，治风疹瘙痒。

3.疮疡初起兼有表证

本品能祛风解表，透散邪气，宣通壅结而达消疮之功，故可用于疮疡初起而有表证者。

4.吐衄下血

本品炒炭，长于理血止血，可用于吐血、衄血、便血、崩漏等多种出血证。治血热妄行之吐衄，常配伍生地黄、白茅根、侧柏叶等；治血热便血、痔血，每与地榆、槐花、黄芩炭等同用；治妇女崩漏下血，可配伍棕榈炭、茜草等药。

【用法用量】

煎服，3~10 g，不宜久煎。发表透疹生用，止血炒用。

（五）防风

为伞形科植物防风的根。主产于东北及内蒙古东部。切片，生用或炒炭用。

【性能】

辛、甘，微温。归膀胱、肝、脾经。

【功效】

祛风解表，胜湿止痛，止痉。

【应用】

1.外感表证

本品辛温发散，气味俱升，以辛散祛风解表为主，虽不长于散寒，但又能胜湿、止痛，且甘缓微温不烈，故外感风寒、风湿、风热表证均可使用。治风寒表证，头痛身痛、恶风寒者，与荆芥、羌活、独活等同用，如荆防败毒散；治外感风湿，头痛如裹、身重肢痛者，与羌活、藁本、川芎等同用，如羌活胜湿汤；治风热表证，发热恶风、咽痛口渴者，常配伍薄荷、蝉蜕、连翘。因其发散作用温和，对卫气不足、肌表不固，而感冒风邪者，与黄芪、白术等药同用，祛邪而不伤正，固表而不留邪，如玉屏风散。

2.风疹瘙痒

本品辛温发散，能祛风止痒，可以治疗多种皮肤病，以祛风见长，药性平和，风寒、风热所致之隐疹瘙痒皆可配伍使用。

3.风湿痹痛

本品辛温，能祛风散寒，胜湿止痛。治疗风寒湿痹，肢节疼痛、筋脉挛急者，配伍羌活、独活、桂枝、姜黄等祛风湿、止痹痛药，如蠲痹汤。

4.破伤风

本品既能辛散外风，又能平息内风。治风毒内侵，贯于经络，引动内风而致肌肉痉挛，四肢抽搐，角弓反张的破伤风，常与天麻、天南星、白附子等药同用。

此外，其升清醒脾之功，可用于中焦脾胃伏火，与栀子、石膏、藿香等配伍，如泻黄散；用于土虚木乘，肝脾不和，腹泻而痛者，常与白术、白芍、陈皮同用，如痛泻要方。

【用法用量】

煎服，3～10g。

（六）薄荷

为唇形科植物薄荷的干燥地上部分。主产于江苏省的太仓市以及浙江、湖南等省。切段，生用。

【性能】

辛，凉。归肺、肝经。

【功效】

疏散风热，清利头目，利咽透疹，疏肝行气。

【应用】

1.风热感冒，温病初起

本品辛以发散，凉以清热，其辛散之性较强，且有一定发汗作用，风热感冒和温病卫分证十分常用。治风热感冒或温病初起、邪在卫分，发热、微恶风寒、头痛等症，与金银花、连翘、牛蒡子、荆芥等配伍，如银翘散。

2.头痛眩晕，目赤多泪，咽喉肿痛

本品轻扬升浮、芳香通窍，善散风热，清头目、利咽喉。用治风热上攻，头痛眩晕，与川芎、石膏、白芷等祛风、清热、止痛药配伍，如上清散。治疗风热上攻之目赤多泪，可与桑叶、菊花、蔓荆子等同用。

3.麻疹不透，风疹瘙痒

本品质轻宣散，有疏散风热，宣毒透疹，祛风止痒之功，治风热束表，麻疹不透，常配伍蝉蜕、牛蒡子等药。治风疹瘙痒，常配伍荆芥、防风、僵蚕药。

4.肝郁气滞，胸闷胁痛

本品兼入肝经，能疏肝行气，常配伍柴胡、白芍、当归等疏肝理气调经之品，治疗肝郁气滞，胸胁胀痛，月经不调，如逍遥散。

【用法用量】

煎服，3～6 g；宜后下。

（七）牛蒡子

为菊科植物牛蒡的干燥成熟果实。主产于东北及浙江省。此外，四川、湖北、河北、河南、陕西等省亦产。生用或炒用，用时捣碎。

【性能】

辛、苦，寒。归肺、胃经。

【功效】

疏散风热，宣肺祛痰，利咽透疹，解毒消肿。

【应用】

1.风热感冒，温病初起

本品辛散苦泄，寒能清热，升散之中具有清降之性，功能疏散风热，发散之力虽不及薄荷，但长于宣肺祛痰，清利咽喉，故风热感冒而见咽喉红肿疼痛，或咳嗽痰多不利者，十分常用。用治风热感冒，或温病初起，发热，咽喉肿痛等症，配伍金银花、连翘、荆芥、桔梗等，如银翘散。

2.麻疹不透，风疹瘙痒

本品清泄透散，能疏散风热，透泄热毒而促使疹子透发，用治麻疹不透或透而复隐，常配薄荷、竹叶等同用。

3.痈肿疮毒，丹毒，痄腮喉痹

本品辛苦性寒，于升浮之中又有清降之性，能外散风热，内解热毒，可用治痈肿疮毒，丹毒，痄腮喉痹等热毒病症。因其性偏滑利，兼滑肠通便，故上述病症兼有大便热结不通者尤为适宜。本品配伍玄参、黄芩、黄连、板蓝根等清热泻火解毒药，还可用治瘟毒发颐、痄腮喉痹等热毒之症，如普济消毒饮。

【用法用量】

煎服，6～12 g。炒用可使其苦寒及滑肠之性略减。

【使用注意】

本品性寒，滑肠通便，气虚便溏者慎用。

（八）蝉蜕

为蝉科昆虫黑蚱羽化时脱落的皮壳。主产于山东、河北、河南、江苏等省。全国大部分地区亦产。生用。

【性能】

甘，寒。归肺、肝经。

【功效】

疏散风热，利咽开音，透疹，明目退翳，息风止痉。

【应用】

1.风热感冒，温病初起，咽痛喑哑

本品甘寒清热，质轻上浮，长于疏散肺经风热以宣肺利咽、开音疗哑，故风热感冒，温病初起，症见声音嘶哑或咽喉肿痛者尤为适宜。治风热感冒或温病初起，发热恶风，头痛口渴者，常配伍薄荷、牛蒡子、前胡等药；治风热火毒上攻之咽喉红肿疼痛、声音嘶哑，常配伍薄荷、牛蒡子、金银花、连翘等药。

2.麻疹不透，风疹瘙痒

本品宣散透发，治风热外束，麻疹不透，与麻黄、牛蒡子、升麻等同用，如麻黄散；治风湿浸淫肌肤血脉，皮肤瘙痒，常配伍荆芥、防风、苦参等药。

3.目赤翳障

本品入肝经，善疏散肝经风热而有明目退翳之功，故可用治风热上攻或肝火上炎之目赤肿痛，翳膜遮睛，常与菊花、决明子、车前子等同用。

4.急慢惊风，破伤风

本品甘寒，既能疏散肝经风热，又可凉肝息风止痉，故可用治小儿急慢惊风，破伤风。治疗小儿急惊风，与天竺黄、栀子、僵蚕等配伍，如天竺黄散。

此外，本品还常用以治疗小儿夜啼不安。

【用法用量】

煎服，3～10 g，一般病症用量宜小；止痉则需大量。

（九）桑叶

为桑科植物桑的干燥叶。我国各地大都有野生或栽培。初霜后采收，除去杂质，晒干。生用或蜜炙用。

【性能】

甘、苦，寒。归肺、肝经。

【功效】

疏散风热，清肺润燥，平抑肝阳，清肝明目。

【应用】

1.风热感冒，温病初起

本品甘寒质轻，轻清疏散，虽疏散风热作用较为缓和，但又能清肺热、润肺燥，故常用于风热感冒，或温病初起，温热犯肺，发热、咽痒、咳嗽等症，常与菊花相须为用，并配伍连翘、薄荷、桔梗等药，如桑菊饮。

2.肺热咳嗽、燥热咳嗽

本品苦寒清泄肺热，甘寒凉润肺燥，故可用于肺热或燥热伤肺，咳嗽痰少，色黄而黏稠，或干咳少痰，咽痒等，配杏仁、沙参、贝母等，如桑杏汤。

3.肝阳上亢

本品苦寒，兼入肝经，有平降肝阳之效，故可用治肝阳上亢，头痛眩晕，头重脚轻，烦躁易怒者，常与菊花、石决明、白芍等同用。

4.目赤昏花

本品既能疏散风热，又能清泄肝热，且甘润益阴以明目，故常用治风热上攻、肝火上炎所致的目赤、涩痛、多泪，可配伍菊花、蝉蜕、夏枯草、决明子等疏散风热、清肝明目之品。

【用法用量】

煎服，5~9 g；或入丸、散。肺燥咳嗽多用蜜制桑叶。

（十）菊花

为菊科植物菊的干燥头状花序。主产于浙江、安徽、河南等省。四川、河北、山东等省亦产。生用。由于花的颜色不同，又有黄菊花和白菊花之分。

【性能】

辛、甘、苦，微寒。归肺、肝经。

【功效】

疏散风热，平抑肝阳，清肝明目，清热解毒。

【应用】

1.风热感冒，温病初起

本品味辛疏散，体轻达表，气清上浮，微寒清热，功能疏散肺经风热，发散表邪之力不强。治风热感冒，或温病初起，发热、头痛、咳嗽等症，与桑叶相须为用，并配伍连翘、薄荷、桔梗等，如桑菊饮。

2.肝阳上亢

本品性寒，入肝经，能清肝热、平肝阳，常用治肝阳上亢，头痛眩晕，与石决明、珍珠母、白芍药同用。若肝火上攻而眩晕、头痛，以及肝经热盛、热极动风者，与羚羊角、钩藤、桑叶等清肝热、息肝风药同用，如羚角钩藤汤。

3.目赤昏花

本品辛散苦泄，能疏散肝经风热而明目。治肝经风热，或肝火上攻所致目赤肿痛，前者与蝉蜕、木贼、白僵蚕等疏散风热明目药配伍，后者与石决明、决明子、夏枯草等清肝明目药同用。治肝肾精血不足，目失所养，眼目昏花，视物不清，又常配伍枸杞子、熟地黄、山茱萸等滋补肝肾、益阴明目药，如杞菊地黄丸。

4.疮痈肿毒

本品味苦性微寒，能清热解毒，治疮痈肿毒，常与金银花、甘草同用。

【用法用量】

煎服，5~9g。疏散风热用黄菊花，平肝、清肝明目用白菊花。

（十一）柴胡

为伞形科植物柴胡或狭叶柴胡的干燥根。按性状不同，分别习称"北柴胡"及"南柴胡"。北柴胡主产于河北、河南、辽宁、湖北、陕西等省；南柴胡主产于湖北、四川、安徽、黑龙江、吉林等省。春、秋二季采挖，除去茎叶及泥沙，干燥。切段，生用或醋炙用。

【性能】

苦、辛，微寒。归肝、胆经。

【功效】

解表退热，疏肝解郁，升举阳气。

【应用】

1.表证发热及少阳证

本品辛散苦泄，微寒退热，善于祛邪解表退热和疏散少阳半表半里之邪。对于外感表证发热，无论风热、风寒表证，皆可使用。治风寒感冒，恶寒发热，头身疼痛，常与防风、生姜等药配伍。若寒邪入里化热，恶寒渐轻，身热增盛者，多与葛根、羌活、黄芩、石膏等同用。治风热感冒、发热、头痛等症，与菊花、薄荷、升麻等辛凉解表药同用。现代用柴胡制成的单味或复方注射液，对于外感发热，有较好的解表退热作用。若伤寒邪在少阳，寒热往来、胸胁苦满、口苦咽干、目眩，本品用之最宜，为治少阳证之要药，常与黄芩同用，如小柴胡汤。

2.肝郁气滞

本品辛行苦泄，性善条达肝气，疏肝解郁。治疗肝失疏泄，气机郁阻所致的胸胁或少腹胀痛、情志抑郁，以及妇女月经失调、痛经等症，常与香附、川芎、白芍同用，如柴胡疏肝散；若肝郁血虚，脾失健运，妇女月经不调，乳房胀痛，胁肋作痛，神疲食少，脉弦而虚者，常配伍当归、白芍、白术、茯苓等，如逍遥散。

3.气虚下陷，脏器脱垂

本品能升举脾胃清阳之气，可用治中气不足，气虚下陷所致的脘腹重坠作胀，食少倦怠，久泻脱肛，子宫下垂，肾下垂等脏器脱垂，常与人参、黄芪、升麻等同用，以补气升阳，如补中益气汤。

此外，本品还可退热截疟，又为治疗疟疾寒热的常用药。

【用法用量】

煎服，3~9 g。解表退热生用且用量宜重；疏肝解郁宜醋炙用量中等；升阳可生用或酒炙，其用量宜轻。

【使用注意】

柴胡其性升散，有"柴胡劫肝阴"之说，阴虚阳亢，肝风内动，阴虚火旺及气机上逆者慎用。

（十二）升麻

为毛茛科植物大三叶升麻、兴安升麻或升麻的干燥根茎。主产于辽宁、吉林、黑龙江，河北、山西、陕西、四川等省亦产。切片，生用或蜜炙用。

【性能】

辛、微甘，微寒。归肺、脾、胃、大肠经。

【功效】

解表透疹，清热解毒，升举阳气。

【应用】

1.外感表证

本品辛甘微寒，性能升散，有发表退热之功。治疗风热感冒，温病初起，发热、头痛等症，可与桑叶、菊花、薄荷、连翘等同用。治疗风寒感冒，恶寒发热，无汗，头痛，咳嗽者，常配伍麻黄、紫苏、白芷、川芎等药。若外感风热夹湿之阳明经头痛，前额作痛，呕逆，心烦痞满者，可与苍术、葛根、鲜荷叶等配伍。

2.麻疹不透

本品能辛散发表，透发麻疹。治麻疹初起，透发不畅，常与葛根、白芍、甘草等同用，如升麻葛根汤。

3.齿痛口疮，咽喉肿痛，温毒发斑

本品甘寒，以清热解毒功效见长，为清热解毒之良药，尤善清解阳明热毒。故胃火炽盛成毒的牙龈肿痛、口舌生疮、咽肿喉痛以及皮肤疮毒等尤为多用。治牙龈肿痛、口舌生疮，与生石膏、黄连等同用，如清胃散；治风热疫毒上攻之大头瘟，头面红肿，咽喉肿痛，与黄芩、黄连、玄参、板蓝根等配伍，如普济消毒饮。

4.气虚下陷，脏器脱垂，崩漏下血

本品入脾胃经，善引脾胃清阳之气上升，其升提之力较柴胡强。故常用治中气不足，气虚下陷所致的脘腹重坠作胀，食少倦怠，

久泻脱肛，子宫下垂，肾下垂等，与黄芪、人参、柴胡等同用，如补中益气汤；治气虚下陷，月经量多或崩漏者，配伍人参、黄芪、白术等药，如举元煎。

【用法用量】

煎服，3～9 g。发表透疹、清热解毒生用，升阳举陷炙用。

【使用注意】

麻疹已透，阴虚火旺，以及阴虚阳亢者，均当忌用。

（十三）葛根

为豆科植物野葛或甘葛藤的干燥根。野葛主产于湖南、河南、广东、浙江、四川等省；甘葛藤多为栽培，主产于广西、广东等地，四川、云南地区亦产。生用，或煨用。

【性能】

甘、辛，凉。归脾、胃经。

【功效】

解肌退热，透疹，生津止渴，升阳止泻。

【应用】

1.表证发热，项背强痛

本品甘辛性凉，轻扬升散，具有发汗解表，解肌退热之功。外感表证发热，无论风寒与风热，均可选用本品。治风寒感冒，邪郁化热，发热重，恶寒轻，头痛无汗，目疼鼻干，口微渴，舌苔薄黄等症，配伍柴胡、黄芩、白芷、羌活等药，如柴葛解肌汤。

2.麻疹不透

本品味辛性凉，有发表散邪，解肌退热，透发麻疹之功，治麻疹初起，表邪外束，疹出不畅，与升麻、芍药、甘草等同用，如升麻葛根汤。若麻疹初起，疹出不畅，见发热咳嗽，或乍冷乍热者，配伍牛蒡子、荆芥、蝉蜕、前胡等药，如葛根解肌汤。

3.热病口渴，消渴证

本品甘凉，于清热之中，又能鼓舞脾胃清阳之气上升，而有生津止渴之功。治热病津伤口渴，常与芦根、天花粉、知母等同用。治消渴证，属阴津不足者，可与天花粉、鲜地黄、麦冬等药配伍。

4.热泄热痢，脾虚泄泻

本品味辛升发，能升发清阳，鼓舞脾胃清阳之气上升而奏止泻痢之效，治表证未解，邪热入里，身热，下痢臭秽，肛门有灼热感，舌苔黄，脉数，或湿热泻痢，热重于湿

者，与黄芩、黄连、甘草同用，如葛根芩连汤。

其他常用解表药见表4-1。

表4-1 其他常用解表药

药名	性能	功效	应用
紫苏	辛温，肺脾	发汗解表、行气宽中、解鱼蟹毒	外感风寒证，脾胃气滞证，食鱼蟹中毒
香薷	辛微温，肺胃脾	发汗解表、化湿和中、利水消肿	阴暑证，水肿
羌活	辛苦温，膀胱	发散风寒、胜湿止痛	外感风寒证，风寒湿痹
白芷	辛温，肺胃	祛风散寒、通窍止痛、消肿排脓、燥湿止带	风寒感冒、头痛、牙痛、鼻塞、鼻渊，疮疡肿毒，带下
细辛	辛温，有毒，肺肾心	祛风解表，散寒止痛、温肺化饮，通窍	阳虚外感风寒证，头痛、痹痛、牙痛等痛证，寒饮咳喘
苍耳子	辛苦温，有毒，肺	祛风解表，宣通鼻窍，除湿止痛	风寒表证、鼻渊及痹证

【用法用量】

煎服，9～15 g。解肌退热、透疹、生津生用，升阳止泻煨用。

二、清热药

凡以清解里热、治疗里热证为主要作用的药物，统称为清热药。

本类药物药性寒凉，沉降入里，通过清热、泻火、凉血、解毒及清虚热等不同作用，使里热得以清解。主要用治温热病高热烦渴、湿热泻痢、温毒发斑、痈肿疮毒及阴虚发热等里热证。由于发病原因不一，病情变化不同，患者体质有异，故里热证有在气、血之分，有实热、虚热之别。清热药可分为五类：清热泻火药主治气分热证；清热燥湿药主治湿热泻痢、黄疸等证；清热凉血药主治血分热证；清热解毒药，主治热毒炽盛之痈肿疮疡等证；清虚热药主治热邪伤阴、阴虚发热。

使用清热药，应辨明热证的虚实。实热证在气分、营血分还是气血两燔。里热兼有表证，治宜先解表后清里，或配解表药同用，以表里双解；里热兼积滞，宜配泻下药同用。本类药性多寒凉，易伤脾胃，故脾胃气虚，食少便溏者慎用；苦寒药物易化燥伤阴，热证伤阴或阴虚患者慎用；清热药禁用于真寒假热证。

现代药理研究证明，清热药一般具有抗病原微生物和解热作用，部分药物有增强机体特异性或非特异性免疫功能、抗肿瘤、抗变态反应及镇静、降血压等作用。

（一）石膏

为硫酸盐类矿物石膏族石膏，主要含硫酸钙（$CaSO_4 \cdot 2H_2O$）。主产于湖北、甘肃、四川、安徽等地，以湖北应城产者最佳。全年可采。生用或煅用。

【性能】

甘、辛，大寒。归肺、胃经。

【功效】

清热泻火，除烦止渴，敛疮生肌。

【应用】

1.温热病气分实热证

本品辛甘大寒，为清泻肺胃气分实热之要药。治温热病气分实热，症见壮热、烦渴、汗出、脉洪大，与知母相须为用，如白虎汤。

2.肺热喘咳证

本品辛寒入肺经，善清肺经实热，配止咳平喘之麻黄、杏仁等，可治肺热喘咳、发热口渴者，如麻杏石甘汤。

3.胃火牙痛、头痛、消渴证

治胃火上攻之牙龈肿痛，配黄连、升麻等药，如清胃散。

4.溃疡不敛、湿疹瘙痒、水火烫伤、外伤出血

本品火煅外用。

【用法用量】

煎服，15～60 g，先煎。煅石膏外用，研末敷患处。

（二）知母

为百合科植物知母的干燥根茎。主产于河北、山西及山东等地。春、秋二季采挖，除去须根及泥沙，晒干，习称"毛知母"。或除去外皮，晒干。切片入药，生用，或盐水炙用。

【性能】

苦、甘，寒。归肺、胃、肾经。

【功效】

清热泻火，生津润燥。

【应用】

1.热病烦渴

本品味苦甘而性寒质润，苦寒能清热泻火除烦，甘寒质润能生津润燥止渴，善治外感热病，高热烦渴者，与石膏相须为用，如白虎汤。

2.肺热燥咳

本品主入肺经而长于泻肺热、润肺燥，用治肺热燥咳，配贝母，如二母散。

3.骨蒸潮热

本品兼入肾经而能滋肾阴、泻肾火、退骨蒸，治阴虚火旺所致骨蒸潮热、盗汗、心烦者，配黄柏、生地黄等药，如知柏地黄丸。

4.内热消渴

本品性甘寒质润，治阴虚内热之消渴，配天花粉、葛根等药，如玉液汤。

5.肠燥便秘

本品功能滋阴润燥，治阴虚肠燥便秘，配生地黄、玄参、麦冬等药。

【用法用量】

煎服，3～10 g。

（三）栀子

为茜草科植物栀子的干燥成熟果实。产于长江以南各省。9～11月果实成熟显红黄色时采收。生用、炒焦或炒炭用。

【性能】

苦，寒。归心、肺、三焦经。

【功效】

泻火除烦，清热利湿，凉血解毒，凉血止血。

【应用】

1.热病心烦

本品苦寒清降，能清泻三焦火邪，为治热病心烦、躁扰不宁之要药，与淡豆豉同用，如栀子豉汤；配黄芩、黄连、黄柏等，治热病火毒炽盛，三焦俱热而见高热烦躁、神昏谵语者，如黄连解毒汤。

2.湿热黄疸

本品可清利下焦肝胆湿热，治肝胆湿热郁蒸之黄疸、小便短赤者，配茵陈、大黄等药，如茵陈蒿汤。

3.血淋涩痛

本品善清利下焦湿热而通淋，清热凉血以止血，故可治血淋涩痛或热淋证，配木通、车前子、滑石等药，如八正散。

4.血热吐衄

焦栀子功专凉血止血，治血热妄行之吐血、衄血，配白茅根、大黄、侧柏叶等药，如十灰散；配黄芩、黄连、黄柏，治三焦火盛、迫血妄行之吐、衄，如黄连解毒汤。

5.火毒疮疡

本品功能清热泻火、凉血解毒，治火毒疮疡、红肿热痛者，常配金银花、连翘、蒲公英。

【用法用量】

煎服，3～10 g。外用生品适量，研末调敷。

（四）黄芩

为唇形科植物黄芩的干燥根。主产于河北、山西、内蒙古、河南、陕西等地。生用、酒炙或炒炭用。

【性能】

苦，寒。归肺、胆、脾、胃、大肠、小肠经。

【功效】

清热燥湿，泻火解毒，止血，安胎。

【应用】

1.湿温、暑湿、胸闷呕恶，湿热痞满、黄疸泻痢

本品性味苦寒，善清肺胃胆及大肠之湿热，尤长于清上焦湿热。治湿温、暑湿证，湿热阻遏气机而致胸闷、恶心呕吐、身热不扬、舌苔黄腻者，配滑石、白豆蔻、通草等药，如黄芩滑石汤；配黄连、干姜、半夏等，治湿热中阻，痞满呕吐，如半夏泻心汤。

2.肺热咳嗽、高热烦渴

本品主入肺经，善清肺火及上焦实热，治肺热壅遏所致咳嗽痰稠，可单用，如清金丸。

3.血热吐衄

本品清热泻火、凉血止血，用治火毒炽盛迫血妄行之吐血、衄血等。

4.痈肿疮毒

本品清解热毒，治火毒炽盛之痈肿疮毒，与黄连、黄柏、栀子配伍，如黄连解毒汤。

5.胎动不安

本品具清热安胎之功，治血热胎动不安，配生地黄、黄柏等药，如保阴煎。

【用法用量】

煎服，3~10g。清热生用，安胎炒用，止血炒炭用。

（五）黄连

为毛茛科植物黄连、三角叶黄连或云连的干燥根茎。以上三种分别可称为"味连""雅连""云连"。生用或清炒、姜汁炙、酒炙、吴茱萸水炙用。

【性能】

苦，寒。归心、脾、胃、胆、大肠经。

【功效】

清热燥湿，泻火解毒。

【应用】

1.湿热痞满、呕吐吞酸

本品大苦大寒，清热燥湿力大于黄芩，尤长于清中焦湿热。治湿热阻滞中焦，气机不畅所致脘腹痞满、恶心呕吐，配黄芩、干姜、半夏，如半夏泻心汤；配石膏，治胃热呕

吐；配吴茱萸，治肝火犯胃所致胁肋胀痛、呕吐吞酸，如左金丸；配人参、白术、干姜等药，治脾胃虚寒，呕吐酸水。

2.湿热泻痢

本品善去脾胃大肠湿热，为治泻痢要药。配木香，可治湿热泻痢，腹痛、里急后重，如香连丸；配葛根、黄芩等，治湿热泻痢兼表证发热，如葛根黄芩黄连汤。

3.高热神昏，心烦不寐，血热吐衄

本品泻火解毒，尤善清泻心经实火，可用治心火亢盛所致神昏、烦躁之证，如清心丸；配石膏、知母、玄参、丹皮等，治高热神昏，如清瘟败毒饮；配黄芩、白芍、阿胶等药，治热盛伤阴，心烦不寐，如黄连阿胶汤；配肉桂，可治心火亢旺，心肾不交之怔忡不寐，如交泰丸；配大黄、黄芩，可邪火内炽，迫血妄行之吐衄，如泻心汤。

4.痈肿疔疮，目赤牙痛

本品既能清热燥湿，又能泻火解毒，尤善疗疔毒。用治痈肿疔毒，与黄芩、黄柏、栀子同用，如黄连解毒汤。

5.消渴

本品善清胃火而用治胃火炽盛，消谷善饥之消渴证，配麦冬，如治消渴丸；配黄柏，如黄柏丸；配生地黄，如黄连丸。

6.外治湿疹、湿疮、耳道流脓

本品清热燥湿、泻火解毒，内服或制成软膏外敷涂患处。

【用法用量】

煎服，2～10 g。

（六）黄柏

为芸香科植物黄皮树或黄檗的干燥树皮。前者习称"川黄柏"，后者习称"关黄柏"。川黄柏主产于四川、贵州、湖北、云南等地；关黄柏主产于辽宁、吉林、河北等地。切片或切丝。生用或盐水炙、炒炭用。

【性能】

苦，寒。归肾、膀胱、大肠经。

【功效】

清热燥湿，泻火除蒸，解毒疗疮。

【应用】

1.湿热带下、热淋

本品苦寒沉降，长于清下焦湿热。用治湿热下注之带下黄浊臭秽，常配山药、芡实、车前子等药；治湿热下注膀胱，小便短赤热痛，配萆薢、茯苓、车前子等药；治湿热下注所致脚气肿痛、痿证，常配苍术、牛膝，如三妙丸。

2.湿热泻痢、黄疸

本品清热燥湿之中，善除大肠湿热以治泻痢，常配白头翁、黄连、秦皮等药，如白头翁汤。

3.骨蒸劳热，盗汗，遗精

本品主入肾经而善泻相火、退骨蒸，治阴虚火旺，潮热盗汗、腰酸遗精，与知母相须为用，并配生地黄、山药等，如知柏地黄丸。

4.疮疡肿毒、湿疹瘙痒

取本品既能清热燥湿，又能泻火解毒，用治疮疡肿毒，内服黄连解毒汤以本品配黄芩、黄连、栀子；醋调外搽以本品配大黄。

【用法用量】

煎服，3~10 g。

（七）金银花

为忍冬科植物忍冬、菰腺忍冬、山银花或毛花柱忍冬的干燥花蕾或带初开的花。我国南北各地均有分布，主产于河南、山东等省。生用，炒用或制成露剂使用。

【性能】

甘，寒。归肺、心、胃经。

【功效】

清热解毒，疏散风热。

【应用】

1.痈肿疔疮

本品甘寒，清热解毒，散痈消肿，为治一切内痈外痈之要药。痈疮初起，红肿热痛者，可单用本品内服、外敷，或与皂角刺、穿山甲、白芷等配伍，如仙方活命饮。

2.外感风热，温病初起

本品甘寒，芳香疏散，善治肺经热邪，透热达表，与连翘、薄荷、牛蒡子等同用，治疗外感风热或温病初起，见身热头痛，咽痛口渴，如银翘散；本品善清心、胃热毒，有透热转气之功，配伍水牛角、生地、黄连等药，可治热入营血，舌绛神昏，心烦少寐，如清营汤。

3.热毒血痢

本品甘寒，有清热解毒，凉血，止痢之效，故常用治热毒痢疾，下利脓血，与黄芩、黄连、白头翁等药同用。

【用法用量】

煎服，10~15 g。疏散风热、清泄里热以生品为佳；炒炭用于热毒血痢；露剂多用于暑热烦渴。

（八）连翘

为木樨科植物，连翘的干燥果实。产于我国东北、华北、长江流域至云南。生用。

【性能】

苦，微寒。归肺、心、小肠经。

【功效】

清热解毒，消肿散结，疏散风热。

【应用】

1.痈肿疮毒，瘰疬痰核

本品苦寒，主入心经，既能清心火，解疮毒，又能消散痈肿结聚，故有"疮家圣药"之称。用治痈肿疮毒，与金银花、蒲公英、野菊花等同用，疮痈红肿未溃，与穿山甲、皂角刺配伍；疮疡脓出、红肿溃烂，与牡丹皮、天花粉同用；治痰火郁结，瘰疬痰核，常与夏枯草、浙贝母、玄参、牡蛎等同用。

2.风热外感，温病初起

本品苦能清泄，寒能清热，入心、肺二经，长于清心火，散上焦风热，常与金银花、薄荷、牛蒡子等同用，治疗风热外感或温病初起，头痛发热、口渴咽痛，如银翘散。用连翘心与麦冬、莲子心等配伍，尚可用治温热病热入心包，高热神昏，如清宫汤；有透热转气之功，与水牛角、生地黄、金银花等同用，治热入营血之舌绛神昏，烦热斑疹，如清营汤。

3.热淋涩痛

本品苦寒通降，兼有清心利尿之功，常与车前子、白茅根、竹叶、木通等药配伍。

【用法用量】

煎服，3～10 g。

（九）板蓝根

为十字花科植物菘蓝的干燥根。主产于内蒙古、陕西、甘肃、河北、山东、江苏、浙江、安徽、贵州等地。切片，生用。

【性能】

苦，寒。归心、胃经。

【功效】

清热解毒，凉血，利咽。

【应用】

1.外感发热，温病初起，咽喉肿痛

本品苦寒，入心、胃经，善于清解实热火毒，以解毒利咽散结见长。治外感风热或温病初起，发热头痛咽痛，可单味使用，或与金银花、荆芥等疏散风热药同用；风热上攻，咽喉肿痛，常与玄参、马勃、牛蒡子等同用。

2.温毒发斑，痄腮，丹毒，痈肿疮毒

本品苦寒，有清热解毒、凉血消肿之功，主治多种瘟疫热毒之证。治时行温病，温毒发斑，舌绛紫暗者，常与生地黄、紫草、黄芩同用；治丹毒、痄腮、大头瘟，头面红肿，咽喉不利者，配伍玄参、连翘、牛蒡子等，如普济消毒饮。

【用法用量】

煎服，3～10 g。

（十）生地黄

为玄参科植物地黄的新鲜或干燥块根。主产于河南、河北、内蒙古及东北地区。全国大部分地区有栽培。鲜用，或干燥生用。

【性能】

甘、苦，寒。归心、肝、肾经。

【功效】

清热凉血，养阴生津。

【应用】

1.热入营血，舌绛烦渴、斑疹吐衄

本品苦寒入营血分，为清热、凉血、止血之要药，性甘寒质润，又能清热生津止渴，故常用治温热病热入营血，壮热烦渴、神昏舌绛者，配玄参、连翘、丹参等药，如清营汤。

2.阴虚内热，骨蒸劳热

本品甘寒养阴，苦寒泄热，入肾经而滋阴降火，养阴津而泄伏热。配青蒿、鳖甲、知母等，治温病后期，余热未尽，阴津易伤，邪伏阴分，见夜热早凉、舌红脉数者，如青蒿鳖甲汤。

3.津伤口渴，内热消渴，肠燥便秘

本品甘寒质润，能清热养阴、生津止渴，治热病伤阴，烦渴多饮，配麦冬、沙参、玉竹等药，如益胃汤；治温病津伤，肠燥便秘，配玄参、麦冬，如增液汤。

【用法用量】

煎服，10～30 g。鲜品用量加倍。

（十一）玄参

为玄参科植物玄参的干燥根。产于我国长江流域及陕西、福建等地，野生、家种均有。生用。

【性能】

甘、苦、咸，微寒。归肺、胃、肾经。

【功效】

清热凉血，泻火解毒，滋阴。

【应用】

1.温邪入营，内陷心包，温毒发斑

本品咸寒入血分而能清热凉血。治温病热入营分，身热夜甚、心烦口渴、舌绛脉数者，配生地黄、丹参、连翘等药，如清营汤；治温病邪陷心包，神昏谵语，配麦冬、竹叶卷心、连翘心等药，如清宫汤；治温热病，气血两燔，发斑发疹，配石膏、知母等，如化斑汤。

2.热病伤阴，津伤便秘，骨蒸劳嗽

本品甘寒质润，功能清热生津、滋阴润燥，可治热病伤阴，津伤便秘，配生地黄、麦冬，如增液汤；治肺肾阴虚，骨蒸劳嗽，可配百合、生地黄、贝母等药，如百合固金汤。

3.目赤咽痛，瘰疬，白喉，痈肿疮毒

本品性味苦咸寒，既能清热凉血，又能泻火解毒。用治肝经热盛，目赤肿痛，可配栀子、大黄、羚羊角等药；治瘟毒热盛，咽喉肿痛、白喉，配黄芩、连翘、板蓝根等药，如普济消毒饮。

【用法用量】

煎服，10 ~ 15 g。

【使用注意】

脾胃虚寒，食少便溏者不宜服用。反藜芦。

（十二）牡丹皮

为毛茛科植物牡丹干燥根皮。产于安徽、山东等地。秋季采挖根部，除去细根，剥取根皮，晒干。生用，或酒炙用。

【性能】

苦、甘，微寒。归心、肝、肾经。

【功效】

清热凉血，活血祛瘀。

【应用】

1.温毒发斑，血热吐衄

本品苦寒，入心肝血分。善清营分、血分实热。治温病热入营血，迫血妄行所致发斑、吐血、衄血，配水牛角、生地黄、赤芍等药；治温毒发斑，可配栀子、大黄、黄芩等药，如牡丹汤。

2.温病伤阴，阴虚发热，夜热早凉、无汗骨蒸

本品性味苦辛寒，入血分而善于清透阴分伏热，为治无汗骨蒸之要药，配鳖甲、知

母、生地黄等药，如青蒿鳖甲汤。

3.血滞经闭、痛经、跌打伤痛

本品辛行苦泄，有活血祛瘀之功。治血滞经闭、痛经，配桃仁、川芎、桂枝等药，如桂枝茯苓丸。

4.痈肿疮毒

本品苦寒，清热凉血之中，善于散瘀消痈。配大黄、桃仁、芒硝等药，治瘀热互结之肠痈初起，如大黄牡丹皮汤。

【用法用量】

煎服，3～10 g。清热凉血宜生用，活血祛瘀宜酒炙用。

（十三）赤芍

为毛茛科植物赤芍或川赤芍的干燥根。全国大部分地区均产。生用，或炒用。

【性能】

苦，微寒。归肝经。

【功效】

清热凉血，散瘀止痛。

【应用】

1.温毒发斑，血热吐衄

本品苦寒入肝经血分，善清泻肝火，泄血分郁热而奏凉血、止血之功。治温毒发斑，配水牛角、牡丹皮、生地黄等药；治血热吐衄，可配生地黄、大黄、白茅根等药。

2.目赤肿痛，痈肿疮疡

本品苦寒入肝经而清肝火，若配荆芥、薄荷、黄芩等药，用治肝经风热目赤肿痛、羞明多眵，如芍药清肝散；治热毒壅盛，痈肿疮疡，配金银花、天花粉、乳香等药，如仙方活命饮。

3.肝郁胁痛，经闭痛经，症瘕腹痛，跌打损伤

本品苦寒入肝经血分，有活血散瘀止痛之功，治肝郁血滞之胁痛，可配柴胡、牡丹皮等药；治血滞经闭、痛经、症瘕腹痛，可配当归、川芎、延胡索等药，如少腹逐瘀汤；治跌打损伤，瘀肿疼痛，配桃仁、红花、当归等药。

【用法用量】

煎服，6～12 g。

【使用注意】

血寒经闭不宜用。反藜芦。

（十四）青蒿

为菊科植物黄花蒿的干燥地上部分。全国大部地区均有分布。鲜用或阴干，切段生用。

【性能】

苦、辛，寒。归肝、胆经。

【功效】

清透虚热，凉血除蒸，解暑，截疟。

【应用】

1.温邪伤阴，夜热早凉

本品苦寒清热，辛香透散，长于清透阴分伏热，用治温病后期，余热未清，邪伏阴分，伤阴劫液，夜热早凉，热退无汗，或热病后低热不退等，与鳖甲、知母、牡丹皮、生地黄等同用，如青蒿鳖甲汤。

2.阴虚发热，劳热骨蒸

本品苦寒，入肝走血，具有清退虚热，凉血除蒸的作用。治阴虚发热，骨蒸劳热，潮热盗汗，五心烦热，舌红少苔者，与银柴胡、胡黄连、知母、鳖甲等同用，如清骨散。

3.暑热外感，发热口渴

本品苦寒清热，芳香而散，善解暑热，治外感暑热，头昏头痛，发热口渴等，配连翘、滑石、西瓜翠衣等，如清凉涤暑汤。

4.疟疾寒热

本品辛寒芳香，主入肝胆，有截疟之功，善除疟疾寒热，为治疟疾良药。单用鲜品捣汁服，或配伍黄芩、滑石、青黛、通草等同用。本品芳香透散，又长于清解肝胆之热邪，与黄芩、滑石、半夏等药同用，治湿热郁遏少阳三焦，气机不利，寒热如疟，胸痞作呕之证，如蒿芩清胆汤。

【用法用量】

煎服，3~10g，不宜久煎。

其他常用清热药见表4-2。

表4-2　其他常用清热药

药品	性能	功效	应用
夏枯草	辛苦寒，肝胆	清肝明目，消肿散结	目赤肿痛、头痛眩晕、瘰疬
决明子	甘苦咸，微寒，肝肾大肠	清肝明目，润肠通便	目赤肿痛，目暗不明，头痛眩晕，肠燥便秘
蒲公英	苦甘寒，肝胃	清热解毒，利湿	乳痈，内痈，热淋，黄疸
鱼腥草	辛微寒，肺	清热解毒，消痈排脓	肺痈，肺热咳嗽，热毒疮痈
败酱草	辛苦微寒，肝胃大肠	清热解毒，消痈排脓，祛瘀止痛	肠痈，肺痈，疮痈，产后瘀阻腹痛
土茯苓	甘平，肝胃	解毒利咽，通利关节	梅毒，热淋，带下，湿疹
白头翁	苦寒，大肠	清热解毒，凉血止痢	热毒血痢
地骨皮	甘寒，胃肝肾	清虚热，清肺降火	阴虚发热，肺热咳嗽

三、理气药

凡以疏理气机、消除气滞或气逆证为主要作用的药物，统称为理气药。

理气药大多辛香苦温，具有疏理气机的作用。主要用于气机不畅所致的气滞或气逆症。部分药物具有破气散结、燥湿化痰、降逆止呕等作用。一般气滞证与肝、脾胃有关，多见痞满胀痛等症状；气逆证与肺、胃有关，多见呕恶喘逆等症状。理气药主要用治脾胃气滞所致脘腹胀痛、嗳气吞酸、恶心呕吐、腹泻或便秘等；肝气瘀滞所致胁肋胀痛、郁郁不乐、疝气疼痛、乳房胀痛、月经不调等；肺气壅滞所致胸闷胸痛、咳嗽气喘等。如脾胃气滞，应选用调理脾胃的药物，因饮食积滞者，配消导药；因脾胃气虚者，配补中益气药；因湿热阻滞者，配清热燥湿药；因寒湿困脾者，配散寒除湿药。肝气瘀滞，应选用疏肝理气的药物，因肝血不足者，配养血柔肝药；因肝经受寒者，配暖肝散寒药；因瘀血阻滞者，配活血祛瘀药。肺气壅滞，应选用理气宽胸的药物，因外邪客肺者，配宣肺解表药；因痰饮阻肺者，配祛痰药。

本类药物性多辛温香燥，易耗气伤阴，故气阴不足者慎用。

现代药理研究，大部分理气药具有抑制或兴奋胃肠平滑肌，促进消化液的分泌，利胆等作用；部分理气药具有舒张支气管平滑肌、中枢抑制、调节子宫平滑肌、兴奋心肌、增加冠状动脉血流量、升压或降压、抗菌等作用。

（一）陈皮

为芸香科植物橘及其栽培变种的成熟干燥果皮。主产于广东、福建、四川、浙江、江西等地。

【性能】

辛、苦，温。归脾、肺经。

【功效】

理气健脾，燥湿化痰。

【应用】

1.脾胃气滞证

本品有行气止痛、健脾和中之功，因其苦温而燥，故寒湿阻中之气滞最宜。治疗寒湿中阻，脾胃气滞所致脘腹胀痛、恶心呕吐、泄泻等，常配苍术、厚朴等，如平胃散；若食积气滞，脘腹胀痛，可配山楂、神曲等，如保和丸。

2.呕吐、呃逆证

陈皮辛香而行，善疏理气机、条畅中焦而使之升降有序。治疗呕吐、呃逆，常配伍生姜、竹茹、大枣，如橘皮竹茹汤。

3.湿痰、寒痰咳嗽

本品既能燥湿化痰，又能温化寒痰，且辛行苦泄而能宣肺止咳，为治痰之要药。治湿痰咳嗽，与半夏、茯苓等同用，如二陈汤。

【用法用量】

煎服，3~10 g。

（二）枳实

为芸香科植物酸橙及其栽培变种或甜橙的干燥幼果，主产于四川、江西、福建、江苏等地。生用或麸炒用。

【性能】

苦、辛、酸，温。归脾、胃、大肠经。

【功效】

破气除痞，化痰消积。

【应用】

1.胃肠积滞，湿热泻痢

本品辛行苦降，善破气除痞、消积导滞。治饮食积滞，脘腹痞满胀痛，与山楂、麦芽、神曲等同用；若胃肠积滞，热结便秘，腹满胀痛，则与大黄、芒硝、厚朴等同用，如大承气汤；治湿热泻痢、里急后重，与黄芩、黄连同用，如枳实导滞丸。

2.胸痹、结胸

本品能行气化痰以消痞，破气除满而止痛。治胸阳不振、痰阻胸痹之胸中满闷、疼痛，与薤白、桂枝、瓜蒌等同用，如枳实薤白桂枝汤；治痰热结胸，与黄连、瓜蒌、半夏同用；治心下痞满，食欲缺乏，与半夏曲、厚朴等同用。

3.气滞胸胁疼痛

本品善破气行滞而止痛，治疗气血阻滞之胸胁疼痛，与川芎配伍；若属寒凝气滞，可配桂枝。

4.产后腹痛

本品行气以助活血而止痛，与芍药等分为末服用，用治产后瘀滞腹痛、烦躁，如枳实芍药散，或与当归、益母草同用。

此外，本品尚可用治胃扩张、胃下垂、子宫脱垂、脱肛等脏器下垂病症，可单用本品，或配伍补中益气之品黄芪、白术等以增强疗效。

【用法用量】

煎服，3~10 g。

（三）香附

为莎草科植物莎草的干燥根茎。全国大部分地区均产，主产于广东、河南、四川、浙江、山东等地。

【性能】

辛、微苦、微甘，平。归肝、脾、三焦经。

【功效】

疏肝解郁，调经止痛，理气调中。

【应用】

1.肝郁气滞胁痛、腹痛

本品主入肝经气分，芳香辛行，善散肝气之郁结，味苦疏泄以平肝气之横逆，故为疏肝解郁，行气止痛之要药。治肝气郁结之胁肋胀痛，与柴胡、川芎、枳壳等同用，如柴胡疏肝散；用治寒凝气滞、肝气犯胃之胃脘疼痛，可配高良姜用，如良附丸；若治寒疝腹痛，与小茴香、乌药、吴茱萸等同用；治气、血、痰、火、湿、食六郁所致胸膈痞满、脘腹胀痛、呕吐吞酸、饮食不化等，可配川芎、苍术、栀子等同用，如越鞠丸。

2.月经不调，痛经，乳房胀痛

本品辛行苦泄，善于疏理肝气，调经止痛，为妇科调经之要药。治月经不调、痛经，可单用，或与柴胡、川芎、当归等同用；若治乳房胀痛，与柴胡、青皮、瓜蒌皮等同用。

3.脾胃气滞腹痛

本品味辛能行而长于止痛，除善疏肝解郁之外，还能入脾经，而有宽中、消食下气等作用，故临床上也常用于脾胃气滞证。治疗脘腹胀痛、胸膈噎塞、噫气吞酸、纳呆，可与砂仁、甘草同用。

【用法用量】

煎服，6～9 g。醋炙止痛力增强。

其他常用理气药见表4-3。

表4-3 其他常用理气药

药名	性能	功效	应用
青皮	苦辛温，肝胆胃	疏肝破气，消积化滞	肝气郁结诸证，食积气滞证，气滞血瘀证
木香	辛苦温，脾胃大肠胆	行气，调中，止痛	脾胃气滞诸证，大肠气滞，泻下后重，肝胆气滞证
沉香	辛苦温，脾胃肾	行气止痛，降逆止呕，温肾纳气	寒凝气滞之胸腹胀痛证，胃寒呕吐，虚喘
川楝子	苦寒，有小毒，肝胃小肠膀胱	行气止痛，疏肝泻热，杀虫疗癣	肝郁化火，胁肋胀痛之证，虫积腹痛
薤白	辛苦温，肺心胃大肠	通阳散结，行气导滞	胸痹证，肠胃气滞，泻痢后重

四、理血药

凡能调理血分，治疗血分病症的药物，称为理血药。

理血药根据药性和功效的不同，分为活血化瘀药和止血药两类。

活血化瘀药多辛、苦，温，主入心、肝两经，适用于一切瘀血阻滞之证。据其药性和功效不同又可分为活血止痛、活血调经、活血疗伤和破血消癥四类。临床除根据各类药物的不同特点随证选用外，尚需针对引起瘀血的原因进行配伍，以标本兼治。如寒凝血脉者，配温里药；瘀热互结者，配清热药；痰浊阻滞，配化痰药；风湿痹阻，配祛风湿药；因虚致瘀者，配补益药；癥瘕积聚，配软坚散结药。此外，由于气为血之帅，在使用活血祛瘀药时，配伍行气药。

止血药多苦、涩、凉，主归心、肝、脾经，适用于体内外各种出血病症。据其药性和功效不同又可分为凉血止血、温经止血、化瘀止血和收敛止血四类。临床需根据出血的不同原因和病情，进行相应选择和必要配伍，以期标本兼顾。如血热妄行而出血者，宜选用凉血止血，并配伍清热泻火、清热凉血药；阴虚火旺而出血者，宜配伍滋阴降火、滋阴潜阳药；瘀血内阻，血不循经而出血者，宜选用化瘀止血，并配伍行气活血药；虚寒性出血，宜选用温经止血药或收敛止血药，并配伍益气健脾、温阳药。此外，对于便血、崩漏等下部出血病症，应适当配伍升举之品；对于衄血、吐血等上部出血病症，可适当配伍降气、降火之品。

现代药理研究，活血化瘀药能改善血液循环，促进病理变化恢复；能抗凝血，防止血栓及动脉硬化斑块的形成；能改善机体代谢功能，促使组织修复和创伤、骨折的愈合。止血药能促进凝血因子生成，抑制抗凝血酶原活性；增加血小板数目，增强血小板功能；能收缩血管或改善血管功能，增强毛细血管抵抗力，降低血管通透性。

（一）川芎

为伞形科植物川芎的根茎。主产于四川、贵州、云南，以四川产者质优。用时切片生用或酒炙。

【性能】

辛，温。归肝、胆、心包经。

【功效】

活血行气，祛风止痛。

【应用】

1.血瘀气滞痛证

本品辛散温通，既能活血化瘀，又能行气止痛，为"血中之气药"，具通达气血功效，治气滞血瘀之胸胁、腹部诸痛，多与桃仁、红花等，如血府逐瘀汤；治肝郁气滞之胁痛，配柴胡、白芍、香附等，如柴胡疏肝散。善"下调经水，中开郁结"，为妇科要药。可治多种妇产科疾病，治血瘀经闭，痛经，与赤芍、桃仁等，如血府逐瘀汤；属寒凝血瘀者，配桂心、当归等，如温经汤；治产后恶露不下，瘀阻腹痛，配当归、桃仁、炮姜等，如生化汤。

2.头痛，风湿痹痛

本品辛温升散，能"上行头目"，祛风止痛，为治头痛要药，风寒、风热、风湿以及血虚、血瘀头痛均可随证配伍用之。李东垣言"头痛须用川芎"。治风寒头痛，配羌活、细辛、白芷，如川芎茶调散；治风热头痛，配菊花、石膏、僵蚕，如川芎散；治风湿头痛，配羌活、独活、防风，如羌活胜湿汤；治血虚头痛，配当归、白芍，如加味四物汤；治血瘀头痛，配赤芍、麝香，如通窍活血汤；治风湿痹痛，配独活、秦艽、防风、桂枝等，如独活寄生汤。

【用法用量】

煎服，3～9 g。

（二）延胡索

为罂粟科植物延胡索的块根。主产于浙江、江苏、湖北、湖南等地。切厚片或捣碎，生用或醋炙用。

【性能】

辛、苦，温。归心、肝、脾经。

【功效】

活血，行气，止痛。

【应用】

用于气血瘀滞之痛证。本品辛散温通，为活血行气止痛之良药，前人谓其能"行血中之气滞，气中血滞，故能专治一身上下诸痛"。无论何种痛证，均配伍应用。治心血瘀阻之胸痹心痛，与丹参、桂枝、薤白、瓜蒌等；治热证胃痛，配川楝子，如金铃子散；治寒性胃痛，配桂枝、高良姜；治气滞胃痛，配香附、木香、砂仁；治瘀血胃痛，配丹参、五灵脂；治肝郁气滞之胸胁痛，配柴胡、郁金；治寒疝腹痛，配小茴香、吴茱萸等；治气滞血瘀之痛经、月经不调、产后瘀滞腹痛，配当归、红花、香附等；治跌打损伤、瘀肿疼痛，配乳香、没药等；治风湿痹痛，配秦艽、桂枝等。

【用法用量】

煎服，3～10 g。

（三）丹参

为唇形科植物丹参的根。多为栽培，全国大部分地区均有。主产于四川、安徽、江苏、河南、山西等地。生用或酒炙用。

【性能】

苦，微寒。归心、心包、肝经。

【功效】

活血调经，祛瘀止痛，凉血消痈，除烦安神。

【应用】

1.月经不调，闭经痛经，产后瘀滞腹痛

性微寒而缓，善调经水，能祛瘀生新而不伤正，为妇科调经常用药。用于月经不调，经闭痛经及产后瘀滞腹痛，血热瘀滞之证尤宜。

2.血瘀心痛、脘腹疼痛、症瘕积聚、跌打损伤及风湿痹证

本品善通行血脉，祛瘀止痛，广泛用于各种瘀血病症。治血脉瘀阻之胸痹心痛，脘腹疼痛，配伍砂仁、檀香；治症瘕积聚，配伍三棱、莪术、鳖甲等；治跌打损伤，肢体瘀血作痛，配当归、乳香、没药等，如活络效灵丹；治风湿痹证，配伍防风、秦艽等。

3.疮痈肿毒

本品性寒，既能凉血活血，又能清热消痈，用于热毒瘀阻引起的疮痈肿毒，配伍清热解毒药。

4.热病烦躁、神昏及心悸、失眠

本品入心经，既可清热凉血，又可安神定志，用于热病邪入心营之烦躁不寐，甚或神昏，配伍生地黄、玄参、黄连、竹叶等，如清营汤；用于血不养心之失眠、心悸，配生地黄、酸枣仁、柏子仁等，如天王补心丹。

【用法用量】

煎服，5～15 g。活血化瘀宜酒炙用。

【使用注意】

反藜芦。孕妇慎用。

（四）桃仁

为蔷薇科植物桃或山桃的成熟种子。桃全国各地均产，多为栽培；山桃主产于辽宁、河北、河南、山东、四川、云南等地，野生。生用或炒用。

【性能】

苦、甘，平。有小毒。归心、肝、大肠经。

【功效】

活血祛瘀，润肠通便，止咳平喘。

【应用】

1.瘀血阻滞病症

本品味苦，入血分，祛瘀力强，善治多种瘀血症，每与红花相须为用。治瘀血经闭、痛经，配当归、川芎、赤芍等，如桃红四物汤；治产后瘀滞腹痛，配炮姜、川芎等，如生化汤；治症瘕痞块，配桂枝、牡丹皮、赤芍等，如桂枝茯苓丸；瘀滞较重，需破血逐瘀，配大黄、芒硝、桂枝等，如桃核承气汤；治跌打损伤，瘀肿疼痛，配当归、红花、大黄等，如复元活血汤。

2.肺痈、肠痈

本品活血祛瘀以消痈，配清热解毒药。治肺痈配苇茎、冬瓜仁等，如苇茎汤；治肠痈配大黄、丹皮等，如大黄牡丹皮汤。

3.肠燥便秘

本品富含油脂，能润燥滑肠，可用于肠燥便秘证。配伍当归、火麻仁、瓜蒌仁等，如润肠丸。

4.咳嗽气喘

本品味苦，能降肺气，有止咳平喘之功。

【用法用量】

煎服，5~10g。

【使用注意】

孕妇忌用。本品有毒，不可过量。

（五）红花

为菊科植物红花的筒状花冠。全国各地多有栽培，主产于河南、湖北、四川、云南、浙江等地。阴干或微火烘干。

【性能】

辛，温。归心、肝经。

【功效】

活血通经、祛瘀止痛。

【应用】

1.血滞经闭、痛经、产后腹痛

本品辛散温通，为活血祛瘀、通经止痛要药，每与当归、川芎、桃仁等相须为用。治痛经、经闭，配当归、赤芍、桃仁等，如桃红四物汤。

2.症瘕积聚

本品活血通经，祛瘀消症，治症瘕积聚，配三棱、莪术、香附等药。

3.胸痹心痛、血瘀腹痛、胁痛

本品活血通经，祛瘀止痛，善治瘀阻心腹诸痛。胸痹心痛，配桂枝、瓜蒌、丹参等；瘀滞腹痛，配桃仁、川芎、牛膝等，如血府逐瘀汤；胁肋刺痛，配桃仁、柴胡、大黄等，如复元活血汤。

4.跌打损伤，瘀滞肿痛

本品善通利血脉，消肿止痛，为治跌打损伤、瘀滞肿痛之要药，配木香、苏木、乳香、没药等；或制为红花油、红花酊涂擦。

5.瘀滞斑疹

本品活血通脉，用于瘀热瘀滞之斑疹色暗，配清热凉血透疹的紫草、大青叶等。

此外，红花还可用于回乳以及瘀阻头痛、眩晕、中风偏瘫、喉痹、目赤肿痛等证。

【用法用量】

煎服，3～10 g。外用适量。

【使用注意】

孕妇忌用。有出血倾向者慎用。

（六）水蛭

为水蛭科动物蚂蟥（水蛭）及柳叶蚂蟥的干燥体。生用，或用滑石粉烫后用。

【性能】

咸、苦，平。有小毒。归肝经。

【功效】

破血通经，逐瘀消症。

【应用】

1.血瘀经闭，症瘕积聚

本品咸苦入血分，破血逐瘀力强，主要用于血滞经闭，症瘕积聚等症。与虻虫相须为用，也配三棱、莪术、桃仁、红花等，如抵当汤。

2.跌打损伤，心腹疼痛

本品破血逐瘀，常用于跌打损伤，配苏木、自然铜等。

【用法用量】

煎服，1.5～3 g；研末服，0.3～0.5 g。

（七）小蓟

为菊科植物刺儿菜或刻叶刺儿菜地上部分或根。全国大部分地区均产。生用或炒炭用。

【性能】

甘、苦，凉。归心、肝经。

【功效】

凉血止血，散瘀解毒消痈。

【应用】

1.血热出血证

本品性寒凉，善清血分热，无论吐、咯、衄血，便血崩漏等由于血热妄行所致者皆可选用。配大蓟、侧柏叶、茅根、茜草等，如十灰散。本品兼利尿通淋，故尤善治尿血、血淋，配生地、滑石、山栀、淡竹叶等，如小蓟饮子。

2.热毒痈肿

本品能清热解毒，散瘀消肿，用治热毒疮疡初起肿痛之症。

【用法用量】

煎服，10～15 g，鲜品加倍。

（八）侧柏叶

为柏科植物侧柏的嫩枝叶。全国各地均有产。生用或炒炭用。

【性能】

苦、涩，寒。归肺、肝、脾经。

【功效】

凉血止血，化痰止咳，生发乌发。

【应用】

1.血热出血证

本品苦涩性寒，善清血热，兼能收敛止血，为治各种出血之要药，尤以血热者为宜。治血热妄行之吐血、衄血，与荷叶、地黄、艾叶同用；治尿血、血淋，与蒲黄、小蓟、白茅根同用；治肠风、痔血或血痢，与槐花、地榆同用；治崩漏下血，多与芍药同用。

2.肺热咳嗽

本品苦寒，善清肺热，常用于肺热咳喘，痰稠难咯。

3.脱发、须发早白

本品性寒，凉血而祛风，有生发乌发之效，适用于血热脱发、须发早白。以本品为末，和麻油涂之，治头发不生；煎汤洗头，治脱发。

【用法用量】

煎服，10～15 g。止血炒炭用，化痰止咳生用。

（九）三七

为五加科植物三七的干燥根。主产于云南、广西等地。生用或研细粉用。

【性能】

甘、微苦，温。归肝、胃经。

【功效】

化瘀止血，活血定痛。

【应用】

1.出血证

本品味甘、微苦，性温，入血分，善止血，又能化瘀生新，有止血不留瘀，化瘀不伤正的特点，对人体内外各种出血，无论有无瘀滞，均可应用，内服外用均有良效。治吐血、衄血、崩漏，单用本品，米汤调服；治咯血、吐血、衄血及二便下血，可与花蕊石、血余炭合用，如化血丹；治各种外伤出血，可单用本品研末外用，或配龙骨、血竭、象皮等。

2.跌打损伤，瘀血肿痛

本品活血化瘀而消肿定痛，善治瘀血诸症，为伤科之要药。凡跌打损伤，瘀血肿痛，可单味三七为末，黄酒或白开水送服；配伍活血行气药，则活血定痛之功更著。本品散瘀止痛，活血消肿，对痈疽肿痛也有良效，以本品研末，米醋调涂，或与乳香、没药、儿茶等同用。

此外，本品有补虚强壮作用，民间用治虚损劳伤，与猪肉炖服。

【用法用量】

研末吞服，煎服，3～10g。

（十）白及

为兰科植物白及的块茎。主产于贵州、四川、湖南、湖北、安徽、河南、浙江、陕西等地。生用。

【性能】

苦、甘、涩，寒。归肺、胃、肝经。

【功效】

收敛止血，消肿生肌。

【应用】

1.出血证

本品质黏味涩，为收敛止血要药，可用治体内外出血证。因其主入肺、胃经，故临床多用于肺胃出血。治咯血，配枇杷叶、阿胶等；治吐血，配茜草、生地黄、牡丹皮、牛膝等；治外伤或金创出血，可单味研末外敷，或与白蔹、黄芩、龙骨等配伍。

2.痈肿疮疡、手足皲裂、水火烫伤

本品寒凉苦泄，能消散痈肿，敛疮生肌，为消肿生肌常用药，对疮疡，无论未溃或已溃均可应用。疮疡初起，与金银花、皂刺、乳香等配伍；疮痈已溃，久不收口者，与黄连、贝母、轻粉、五倍子等配伍。治手足皲裂，研末麻油调涂，能促进裂口愈合；治水火烫伤，研末用油调敷，能促进生肌结痂。

【用法用量】

煎服，3～10g；研末吞服，每次1.5～3g。

【使用注意】

不宜于乌头类药同用。

（十一）仙鹤草

为蔷薇科植物龙牙草的全草。主产于浙江、江苏、湖南、湖北等地。生用或炒炭用。

【性能】

苦、涩，平。归心、肝经。

【功效】

收敛止血，止痢，截疟，补虚。

【应用】

1.出血证

本品味涩收敛，广泛用于全身各部的出血，无论寒热虚实，皆可应用。治血热妄行之出血，配生地黄、侧柏叶、牡丹皮等凉血止血药；治虚寒性出血证，配炮姜、艾叶等温经止血药。

2.腹泻、痢疾

本品能涩肠止泻止痢，兼能补虚，故对于血痢及久病泻痢尤为适宜。

3.疟疾寒热

本品有解毒截疟之功，治疗疟疾寒热，疟发前2小时服用。

4.脱力劳伤

本品有补虚、强壮的作用，可用治劳力过度所致的脱力劳伤，与大枣同煮，食枣饮汁。

【用法用量】

煎服，3～10 g，大剂量可用至30～60 g。

（十二）艾叶

为菊科植物艾的叶。全国大部分地区均产。以湖北蕲州产者为佳，称"蕲艾"。生用、捣绒或制炭用。

【性能】

辛、苦，温。有小毒。归肝、脾、肾经。

【功效】

温经止血，散寒调经，安胎。

【应用】

1.出血证

本品气香味辛性温，为温经止血要药，适用于虚寒性出血病症，尤宜于崩漏，配阿胶、芍药、干地黄等，如胶艾汤。配生地黄、生荷叶、生柏叶等清热凉血药，也可治血热妄行所致的吐血、衄血、咯血，艾叶既可加强止血，又可防寒凉药物而致凉遏留瘀之弊。

2.月经不调、痛经

本品温经脉，逐寒湿，止冷痛，为治妇科虚寒证要药。治下焦虚寒，月经不调，经行腹痛、宫寒不孕及带下清稀，与香附、川芎、白芍、当归等配伍，虚冷较甚者，配伍吴茱萸、肉桂等，如艾附暖宫丸。

3.胎动不安

本品为妇科安胎要药。治妊娠卒胎动不安，每与阿胶、桑寄生等配伍。

此外，将本品捣绒，制成艾条、艾炷等，为温灸的主要原料。

【用法用量】

煎服，3～10 g。温经止血宜炒炭用。

其他常用理血药见表4-4。

表4-4 其他常用理血药

药名	性能	功效	应用
郁金	辛苦寒，肝心胆	活血止痛，行气解郁，凉血清心，利胆退黄	血瘀气滞之胸胁腹痛；热病神昏，癫痫；肝郁化火，迫血妄行之吐血、衄血
姜黄	辛苦温，肝脾	破血行气，通络止痛	血瘀气滞诸证；风寒湿痹
乳香	辛苦温，心肝脾	活血止痛，消肿生肌	血瘀诸证；疮疡，癥瘕
没药	苦辛平，心肝脾	活血止痛，消肿生肌	瘀血阻滞之痛证
益母草	苦辛微寒，肝心膀胱	活血祛瘀，利水消肿，清热解毒	妇人经产诸证；水肿，小便不利；疮痈肿毒，皮肤瘙痒
牛膝	苦酸甘平，肝脾	活血通经，补肝肾，强筋骨，引火下行，利尿通淋	痛经、经闭、产后腹痛、胞衣不下；腰膝酸软；上部火热；淋证，小便不利
莪术	辛苦温，肝脾	破血行气，消积止痛	血瘀气滞所致的症瘕积聚；食积气滞，脘腹胀痛
三棱	苦辛平，肝脾	破血行气，消积止痛	血瘀气滞之经闭腹痛，症瘕积聚；食积气滞，脘腹胀痛
大蓟	苦甘凉，心肝	凉血止血，解毒消痈	血热出血；热毒疮痈
地榆	苦酸微寒，肝胃大肠	凉血止血，解毒敛疮	血热出血；痈疽肿毒，水火烫伤；湿疹，皮肤溃烂
槐花	苦微寒，肝大肠	凉血止血，清肝明目	血热出血；肝火上炎之目赤头痛
白茅根	甘寒，肺胃大肠	凉血止血，清热利尿	血热出血；热淋；小便不利
茜草	苦寒，肝	凉血止血，活血通经	血热夹瘀之出血证，血瘀经闭，跌打损伤，风湿痹痛
蒲黄	甘微辛平，肝心	化瘀，止血，利尿	各种内外出血证；瘀滞心腹疼痛，血淋
五灵脂	苦甘温，肝脾	化瘀止血，活血止痛	瘀血内阻之出血、疼痛
血余炭	苦涩平，肝胃大肠	收敛止血，化瘀，利尿	各种出血；小便不利，石淋，血淋，瘀阻黄疸
炮姜	苦涩温，脾肝	温经止血，温中止泻	虚寒性吐血、便血，崩漏；虚寒腹痛

五、化痰止咳平喘药

凡能祛痰或消痰，治疗痰证为主的药物，统称化痰药；以制止或减轻咳嗽和喘息为主要作用的药物，称止咳平喘药。化痰止咳平喘药可分为温化寒痰药、清化热痰药及止咳平喘药三类。

治痰证，除应根据病症不同针对性地选择不同的化痰药止咳平喘药外，还应根据不同的病因病机进行合理配伍，以治病求本，标本兼顾。如外感而致者，配解表药；火热而致者，配清热药；里寒者，配温里药；虚劳者，配补虚药；癫痫、惊厥、眩晕、昏迷者，配平肝息风、开窍、安神药；痰核、瘰疬、瘿瘤者，配软坚散结药；阴疽流注者，配温阳散结药。另外，因"脾为生痰之源"，故配健脾燥湿药，以标本兼顾；又因"气滞则痰凝，气行则痰消"，故又配理气药，以加强化痰之功。

凡痰中带血等有出血倾向者，宜慎用温燥性强的刺激性化痰药；麻疹初起有表邪之咳嗽，不宜单投止咳药，当以疏解清宣为主。

现代药理研究证明，化痰止咳平喘药一般具有祛痰、镇咳、平喘、抑菌、抗病毒、消炎利尿等作用，部分药物还有镇静、镇痛、抗惊厥、改善血液循环、调节免疫作用。

（一）半夏

为天南星科植物半夏的块茎。全国大部分地区均有。主产于四川、湖北、江苏、安徽等地。用姜汁、明矾制过入药。

【性能】

辛，温，有毒。归脾、胃、肺经。

【功效】

燥湿化痰，降逆止呕，消痞散结；外用消肿止痛。

【应用】

1.湿痰，寒痰证

本品味辛性温而燥，为燥湿化痰，温化寒痰之要药。尤善治脏腑之湿痰，配陈皮、茯苓同用，如二陈汤；湿痰上犯清阳之头痛、眩晕，甚则呕吐痰涎者，配天麻、白术以化痰息风，如半夏白术天麻汤。

2.呕吐

半夏味苦降逆和胃，为止呕要药。各种原因的呕吐，皆可随证配伍用之，对痰饮或胃寒所致的胃气上逆呕吐尤宜，配生姜同用，如小半夏汤；配黄连，则治胃热呕吐；配人参、白蜜，则治胃气虚呕吐，如大半夏汤。

3.心下痞，结胸，梅核气

半夏辛开散结，化痰消痞。治痰热阻滞致心下痞满者，配干姜、黄连、黄芩以苦辛通降，开痞散结，如半夏泻心汤；若配瓜蒌、黄连，可治痰热结胸，如小陷胸汤；治梅核气，气郁痰凝者，配紫苏、厚朴、茯苓等，如半夏厚朴汤。

4.瘿瘤，痰核，痈疽肿毒及毒蛇咬伤

本品内服能消痰散结，外用能消肿止痛。治瘿瘤痰核，配昆布、海藻、贝母等；治痈疽发背、无名肿毒初起或毒蛇咬伤，可生品研末调敷或鲜品捣敷。

【用法用量】

煎服，3~10 g。炮制品中姜半夏长于降逆止呕；法半夏长于燥湿；半夏曲则有化痰消食之功；竹沥、半夏，能清化热痰，主治热痰、风痰之证。

【使用注意】

不宜于乌头类药材同用。

（二）天南星

为天南星科植物天南星、异叶天南星或东北天南星的块茎。天南星主产于河南、河北、四川等地，异叶天南星主产于江苏、浙江等地，东北天南星主产于辽宁、吉林等地。生用；用姜汁、明矾制过用，为制南星。

【性能】

苦、辛，温。有毒。归肺、肝、脾经。

【功效】

燥湿化痰，祛风解痉，散结消肿。

【应用】

1.湿痰，寒痰证

本品性温而燥，有较强的燥湿化痰之功。治湿痰阻肺，咳喘痰多，胸膈胀闷，常与半夏相须为用，并配枳实、橘红，如导痰汤。

2.风痰眩晕、中风、癫痫、破伤风

本品归肝经，走经络，善祛风痰而止惊厥。治风痰眩晕，配半夏、天麻等；治风痰留滞经络，半身不遂，手足顽麻，口眼㖞斜等，配半夏、川乌、白附子等；治破伤风角弓反张，痰涎壅盛，配白附子、天麻、防风等。

3.痈疽肿痛，蛇虫咬伤

本品外用能消肿散结止痛。治痈疽肿痛、痰核，可研末醋调敷；治毒蛇咬伤，可配雄黄外敷。

【用法用量】

煎服，3～10 g，多制用。

【使用注意】

阴虚燥痰及孕妇忌用。

（三）白芥子

为十字花科植物白芥的种子。主产于安徽、河南、四川等地。生用或炒用。

【性能】

辛，温。归肺、胃经。

【功效】

温肺化痰，利气，散结消肿。

【应用】

1.寒痰喘咳，悬饮

本品辛温，能散肺寒，利气机，通经络，化寒痰，逐水饮。治寒痰壅肺，咳喘胸闷，痰多难咯，配苏子、莱菔子，如三子养亲汤。

2.阴疽流注，肢体麻木，关节肿痛

本品温通经络，善散"皮里膜外之痰"，又能消肿散结止痛。治痰湿流注所致的阴疽肿毒，配鹿角胶、肉桂、熟地等，如阳和汤。

【用法用量】

煎服，3～6 g。外用适量，研末调敷，或作发泡用。

（四）川贝母

为百合科植物川贝母、暗紫贝母、甘肃贝母或梭沙贝母的鳞茎。前三者按不同性状习称"松贝"和"青贝"；后者称"炉贝"。主产于四川、云南、甘肃等地。夏、秋二季采挖，除去须根，粗皮，晒干，生用。

【性能】

苦、甘，微寒。归肺、心经。

【功效】

清热化痰，润肺止咳，散结消肿。

【应用】

1.虚劳咳嗽，肺热燥咳

本品性寒味微苦，能清泄肺热化痰，又味甘质润能润肺止咳，尤宜于内伤久咳、燥痰、热痰之证。治肺阴虚劳嗽，久咳有痰者，配沙参、麦冬等以养阴润肺化痰止咳；治肺热、肺燥咳嗽，配知母以清肺润燥，化痰止咳。

2.瘰疬、乳痈、肺痈

本品能清化郁热，化痰散结。治痰火郁结之瘰疬，配玄参、牡蛎等药用，如消瘰丸；治热毒壅结之乳痈、肺痈，配蒲公英、鱼腥草等以清热解毒，消肿散结。

【用法用量】

煎服，3～10 g；研末服1～2 g。

【使用注意】

不宜于乌头类药材同用。

（五）浙贝母

为百合科植物浙贝母的鳞茎。原产于浙江象山，现主产于浙江鄞州区。此外，江苏、安徽、湖南、江西等地亦产。生用。

【性能】

苦，寒。归肺、心经。

【功效】

清热化痰，散结消痈。

【应用】

1.风热、疫热咳嗽

本品功似川贝母而偏苦泄，长于清化热痰，降泄肺气。多用于治风热咳嗽及痰热郁肺之咳嗽，前者配桑叶、牛蒡子同用，后者多配瓜蒌、知母等。

2.瘰疬，乳痈疮毒，肺痈

本品苦泄清解热毒，化痰散结消痈，治痰火瘰疬结核，可配玄参、牡蛎等；治瘿瘤，配海藻、昆布；治疮毒乳痈，多配连翘、蒲公英等；治肺痈咳吐脓血，配鱼腥草，芦根、桃仁等。

【用法用量】

煎服，3～10 g。

（六）瓜蒌

为葫芦科植物瓜蒌和双边瓜蒌的成熟果实。全国大部分地区均产，主产于河北、河南、安徽、浙江、山东、江苏等地。生用，或以仁制霜用。

【性能】

甘、微苦，寒。归肺、胃、大肠经。

【功效】

清热化痰，宽胸散结，润肠通便。

【应用】

1.痰热咳喘

本品甘寒而润，善清肺热，润肺燥而化热痰、燥痰。用治痰热阻肺，咳嗽痰黄，质稠难咳，胸膈痞满者，可配黄芩、胆南星、枳实等。治燥热伤肺，干咳无痰或痰少质黏，咯吐不利者，配川贝母、天花粉、桔梗等。

2.胸痹、结胸

本品能利气开郁，导痰浊下行而奏宽胸散结之效。治痰气互结，胸阳不通之胸痹疼痛，不得卧者，配薤白、半夏同用，如瓜蒌薤白半夏汤；治痰热结胸，胸膈痞满，按之则痛者，配黄连、半夏，如小陷胸汤。

3.肺痈，肠痈，乳痈

本品能清热散结消肿，配清热解毒药以治痈症，如治肺痈咳吐脓血，配鱼腥草、芦根等；治肠痈，可配败酱草、红藤等，治乳痈初起，红肿热痛，配当归、乳香、没药等。

4.肠燥便秘

瓜蒌仁润燥滑肠,适用于肠燥便秘,配火麻仁、郁李仁、生地等同用。

【用法用量】

煎服,全瓜蒌10~20g,瓜蒌皮6~12g,瓜蒌仁10~15g,打碎入煎。

【使用注意】

本品甘寒而滑,脾虚便溏者及寒痰、湿痰证忌用。不宜与乌头类药材同用。

(七)苦杏仁

为蔷薇科植物山杏、西伯利亚杏、东北杏或杏的成熟种子。主产我国东北、内蒙古、华北、西北、新疆及长江流域。生用或炒用。

【性能】

苦,微温。有小毒。归肺、大肠经。

【功效】

止咳平喘,润肠通便。

【应用】

1.咳嗽气喘

本品主入肺经,味苦降泄,肃降兼宣发肺气而能止咳平喘,为治咳喘之要药,随证配伍可治多种咳喘病症。如风寒咳喘,胸闷气逆,配麻黄、甘草,以散风寒宣肺平喘,如三拗汤;若风热咳嗽,发热汗出,配桑叶、菊花,以散风热宣肺止咳,如桑菊饮。

2.肠燥便秘

本品质润多脂,味苦而下气,故能润肠通便。配柏子仁、郁李仁等同用,如五仁丸。

【用法用量】

煎服,3~10g。

其他常用化痰止咳平喘药见表4-5。

表4-5　其他常用化痰止咳平喘药

药名	性能	功效	应用
白附子	辛甘温,有毒,胃肝	燥湿化痰,祛风止痉,解毒散结止痛	风痰所致中风口眼㖞斜,惊风癫痫,破伤风,偏头痛等;瘰疬痰核、痈疽肿毒及毒蛇咬伤
旋覆花	苦辛咸微温,肺脾胃大肠	降气化痰,降逆止呕	痰饮壅肺或痰饮蓄结证;嗳气,呕吐肺气不宣的咳嗽痰多,胸闷不畅
桔梗	苦辛平,肺	开宣肺气,祛痰排脓,利咽	热毒壅肺之肺痈;咽喉肿痛,失音
竹茹	甘微寒,肺胃	清化热痰,开郁除烦,清胃止呕	肺热咳嗽;痰火内扰之心烦失眠;胃热呕吐
苏子	辛温,肺大肠	降气化痰,止咳平喘,润肠通便	痰壅气逆咳喘;肠燥便秘
桑白皮	甘寒,肺	泻肺平喘,利水消肿	肺热咳喘、水肿
葶苈子	苦辛大寒,肺膀胱	泻肺平喘,利水消肿	痰涎壅盛咳喘;胸腹积水实证

六、开窍药

凡具辛香走窜之性，以开窍醒神为主要作用，治闭证神昏的药物，统称为开窍药。

本类药味辛、其气芳香，善于走窜，皆入心经，具有通关开窍、启闭回苏、醒脑复神作用。主治温病热陷心包、痰浊蒙蔽清窍之神昏谵语以及惊风、癫痫、中风等。神志昏迷有虚实之别，脱证属虚，当补虚固脱，非本章药物所宜；闭证属实，当通关开窍、醒神回苏，宜用本类药物治。闭证有寒闭、热闭之不同。面青、身凉、苔白、脉迟之寒闭，宜选用辛温的开窍药，配伍温里祛寒药；面红、身热、苔黄、脉数之热闭，宜选用辛凉的开窍药，配伍清热泻火药。闭证神昏兼惊厥抽搐者，可配伍平肝息风药；烦躁不安者，可配伍安神药。

开窍药辛香走窜，为救急、治标之品，且能耗伤正气，故只宜暂服，不可久用；因本类药物性质辛香，其有效成分易于挥发，内服多不入煎剂，只入丸剂、散剂服用。

近年来研究证实，本类药物对中枢神经系统有兴奋作用，有镇痛、兴奋心脏与呼吸、升高血压的作用，某些药物尚有抗菌、抗感染的作用。部分开窍剂制成针剂注射给药，能迅速发挥药效，多用于治疗各种原因引起的急性昏迷、急性脑病、癫痫发作、脑震荡后遗症、老年痴呆、冠心病心绞痛等病症。

（一）麝香

为鹿科动物林麝、马麝或原麝成熟雄体香囊中的干燥分泌物。主产于四川、西藏、云南、陕西、甘肃、内蒙古等地。本品应密闭，避光贮存。

【性能】

辛，温。归心、脾经。

【功效】

开窍醒神，活血通经，止痛，催产。

【应用】

1.闭证神昏

本品辛温，气极香，走窜之性甚烈，有很强的开窍通闭、辟秽化浊作用，为醒神回苏之要药，无论寒闭、热闭，皆可应用。治温病热陷心包，痰热蒙蔽心窍，小儿惊风及中风痰厥等热闭神昏，常配伍牛黄、冰片、朱砂等，如安宫牛黄丸、至宝丹等；治中风卒昏，胸腹满痛等寒浊或痰湿阻闭气机，蒙蔽神明之寒闭神昏，常配伍苏合香、檀香、安息香等，如苏合香丸。

2.疮疡肿毒，瘰疬痰咳，咽喉肿痛

本品辛香行散，有良好的活血散结，消肿止痛作用，治疮疡肿毒，与雄黄、乳香、没药同用；治咽喉肿痛，与牛黄、蟾酥、珍珠等配伍。

3.血瘀经闭，癥瘕，心腹暴痛，头痛，跌打损伤，风寒湿痹

本品辛香，开通走窜，可行血中之瘀滞，开经络之壅遏，治血瘀诸症。治偏正头痛，日久不愈者，与赤芍、川芎、桃仁等合用，如通窍活血汤。为伤科要药，治跌仆肿痛、骨折，与乳香、没药、红花等配伍，如七厘散；治风寒湿痹证，顽固不愈者，与独活、威灵仙、桑寄生等同用。

4.难产，死胎，胞衣不下

本品辛香走窜，有催生下胎之效。

【用法用量】

入丸、散，每次0.06～0.1 g，不入煎剂。

【使用注意】

孕妇忌用。

（二）石菖蒲

为天南星科植物的干燥根茎，我国长江流域以南各省均有分布，主产于四川、浙江、江苏等地，生用。

【性能】

辛、苦，温。归心、胃经。

【功效】

开窍宁神，化湿和胃。

【应用】

1.痰蒙清窍，神志昏迷

本品辛开苦燥温通，芳香走窜，擅治痰湿秽浊之邪蒙蔽清窍之神志昏乱，与半夏、天南星、橘红等燥湿化痰药合用，如涤痰汤；治痰热癫痫抽搐，与枳实、竹茹、黄连等配伍。

2.湿阻中焦，脘腹痞满，胀闷疼痛

本品辛温芳香，善化湿浊、醒脾胃、行气滞、消胀满。治湿浊中阻，脘闷腹胀、痞塞疼痛，与砂仁、苍术、厚朴同用。

3.噤口痢

本品芳香化湿、燥湿，行胃肠之气。治湿浊、热毒蕴结肠中所致之水谷不纳，痢疾后重等，与黄连、茯苓等配伍。

【用法用量】

煎服，5～10 g。鲜品加倍。

其他常用开窍药见表4-6。

表4-6 其他常用开窍药

药名	性能	功效	应用
冰片	辛苦微寒，心脾肺	开窍醒神，清热止痛	闭证神昏，目赤肿痛，喉痹口疮，疮疡肿痛，疮溃不敛，水火烫伤
樟脑	辛热，有毒，心脾	开窍辟秽，除湿杀虫，温散止痛	痧胀腹痛，吐泻，瘙痒溃烂，牙痛及跌打损伤疼痛

七、补益药

凡能补虚扶弱，纠正人体气血阴阳虚衰的病理偏向，治虚证为主的药物，统称为补益药。

本类药大多具有甘味。补虚作用有补气、补阳、补血与补阴的不同，分别治气虚证、阳虚证、血虚证和阴虚证，临床应针对性选择药物。同时应考虑人体气血阴阳之间的相互联系而配合应用。一般来说，阳虚者多兼有气虚，而气虚者也易致阳虚；阴虚者每见血虚，而血虚者也易致阴虚，故常常补气药与补阳药同用；补血药与补阴药同用；至于气血双亏，阴阳俱损，气阴两虚的证候，又当气血兼顾，阴阳并补或益气养阴同用。

除用于虚证外，补虚药还常与其他多类药物配伍以扶正祛邪；使用补虚药应适当配伍健脾消食药，以促进运化，使补虚药充分吸收。此外，表证未解不能单独使用补虚药。

现代药理研究表明，补虚药可增强机体免疫功能；在物质代谢方面，补虚药对肝脏、脾脏和骨髓等器官组织的蛋白质合成有促进作用，能改善脂质代谢、降低高脂血症；对神经系统的作用，主要是提高学习记忆功能；可调节内分泌，改善虚证患者的内分泌功能减退；还有延缓衰老、抗氧化、增强心肌收缩力、抗心肌缺血、抗心律失常、促进造血功能、改善消化功能、抗应激及抗肿瘤等多方面的作用。

（一）人参

为五加科植物人参的根。主产于吉林、辽宁、黑龙江。野生者名"山参"；栽培者称"园参"。园参一般应栽培6～7年后收获。鲜参洗净后干燥者称"生晒参"；蒸制后干燥者称"红参"。切片或粉碎用。

【性能】

甘、微苦，平。归肺、脾、心经。

【功效】

大补元气，补脾益肺，生津，安神益智。

【应用】

1.元气虚脱证

本品能大补元气，复脉固脱，为拯危救脱要药。适用于因大汗、大泻、大出血或大病、久病所致元气虚极欲脱，气短神疲，脉微欲绝的重危证候。单用有效，如独参汤；气虚欲脱见汗出，四肢逆冷者，与回阳救逆之附子同用，如参附汤；气虚欲脱见汗出，渴喜冷饮，舌红干燥者，与麦冬、五味子配伍，如生脉散。

2.肺气虚证

本品为补肺要药，可改善短气喘促，懒言声微等肺气虚衰症状，与五味子、苏子、杏仁等药同用，如补肺汤。

3.脾气虚证

本品亦为补脾要药。脾虚不运常兼湿滞，与白术、茯苓等配伍，如四君子汤；脾不统血而致长期失血者，与黄芪、白术等配伍，如归脾汤；脾气虚弱，气不生血，以致气血两虚者，与当归、熟地黄等配伍，如八珍汤。

4.心气虚证

本品又能补益心气，可改善心悸怔忡，胸闷气短症状，并能安神益智，治失眠多梦，健忘，与酸枣仁、柏子仁等配伍，如天王补心丹。

5.肾气虚证

本品还有补益肾气作用，用于肾不纳气的短气虚喘，与蛤蚧、五味子、胡桃等同用；治肾阳虚衰，肾精亏虚之阳痿，与鹿茸等补肾阳、益肾精之品配伍。

6.热病，气虚津伤及消渴证

治热病伤津耗气致气津两伤，或中消之气阴两伤，与知母、石膏同用，如白虎加入参汤。

本品与解表药、攻下药等祛邪药配伍，用于气虚外感或里实热结而邪实正虚之证。

【用法用量】

煎服，5～10g；虚脱可用15～30g。宜文火另煎分次兑服。

【使用注意】

反藜芦，畏五灵脂，不与莱菔子同用，不宜喝茶。

（二）黄芪

为豆科植物蒙古黄芪或膜荚黄芪的根。主产于内蒙古、山西、黑龙江等地。生用或蜜炙用。

【性能】

甘，微温。归脾、肺经。

【功效】

健脾补中，升阳举陷，益卫固表，利水消肿，托毒生肌。

【应用】

1.脾气虚证

本品甘温，善入脾胃，为补中益气要药。因能升阳举陷，故长用于治脾虚中气下陷之久泻脱肛，内脏下垂。与人参、升麻、柴胡等同用，如补中益气汤；脾虚水湿失运，水肿尿少者，与白术、茯苓等利水消肿之品配伍；治血虚证与补血药配伍，如当归补血汤以之与当归同用；治脾不统血所致失血证，与人参、白术等同用，如归脾汤；治脾虚不能布津之消渴，与天花粉、葛根等同用，如玉液汤。

2.肺气虚证

本品入肺又能补益肺气，治肺气虚弱，咳喘日久，气短神疲者，与紫菀、款冬花、杏仁等祛痰止咳平喘之品配伍。

3.气虚自汗证

本品能补脾肺之气，益卫固表，与牡蛎、麻黄根等止汗之品同用，如牡蛎散；卫气不固，表虚自汗而易感风邪者，与白术、防风等同用，如玉屏风散。

4.气血亏虚，疮疡难溃难腐，或溃久难敛

本品能托毒生肌。治疮疡中期，疮形平塌，根盘散漫，难溃难腐者，与人参、当归、升麻、白芷等同用，如托里透脓散。溃疡后期，脓水清稀，疮口难敛者，与人参、当归、肉桂等同用，如十全大补汤。

此外，治风寒湿痹，与川乌、独活等祛风湿药和川芎、牛膝等活血药配伍；治卒中后遗症，与当归、川芎、地龙等同用，如补阳还五汤。

【用法用量】

煎服，10~15 g，大剂量30~60 g。

【使用注意】

凡表实邪盛，内有积滞，阴虚阳亢，疮疡阳证等，均不宜用。

（三）白术

为菊科植物白术的根茎。主产于浙江、湖北、湖南等地。生用或土炒、麸炒用。

【性能】

甘、苦，温。归脾、胃经。

【功效】

健脾益气，燥湿利尿，止汗，安胎。

【应用】

1.脾气虚证

本品甘苦性温，主归脾胃经，可健脾益气，用于脾失健运之食少、便溏或泄泻等，与人参、茯苓等同用，如四君子汤。

2.水肿、痰饮、带下等证

本品既可补气健脾，又能燥湿利水，治脾失健运、水湿内停证，与桂枝、茯苓等配伍，如苓桂术甘汤。湿浊下注，带下清稀者，与苍术、车前子、党参、薏苡仁等同用，如完带汤。

3.气虚自汗

本品治脾气虚弱，卫气不固，表虚自汗，易感风邪者，与黄芪、防风等配伍，如玉屏风散。

4.胎动不安

本品能益气安胎。治脾虚胎儿失养者，与人参、阿胶等配伍；治脾虚失运，妊娠恶阻者，与人参、茯苓、陈皮等配伍；治脾虚、妊娠水肿，与健脾利水之品配伍。

【用法用量】

煎服，10～15 g。炒用可增强补气健脾止泻作用。

（四）甘草

为豆科植物甘草、胀果甘草或光果甘草的根及根茎。主产于内蒙古、新疆、甘肃等地。生用或蜜炙用。

【性能】

甘，平。归心、肺、脾、胃经。

【功效】

补脾益气，祛痰止咳，缓急止痛，清热解毒，调和诸药。

【应用】

1.心气不足，脉结代、心动悸

本品能补益心气，益气复脉。用于心气不足之脉结代、心动悸者，与人参、阿胶、生地黄等同用，如炙甘草汤。

2.脾气虚证

本品味甘，善入中焦，具有补益脾气之力。作用缓和，宜作辅助药用，与人参、白术、黄芪等药配伍。

3.咳喘

本品能祛痰止咳平喘。可用于多种咳喘，有痰无痰均宜。

4.脘腹、四肢挛急疼痛

本品味甘，善于缓急止痛。治脾虚肝旺之脘腹挛急作痛或阴血不足之四肢挛急作痛，与白芍同用，即芍药甘草汤。

5.热毒疮疡、咽喉肿痛及药物、食物中毒

本品长于解毒，治热毒疮疡，与地丁、连翘等配伍。治咽喉肿痛，与板蓝根、桔梗、牛蒡子等配伍。

6.调和药性

本品药性平和，善调诸药。可降低方中某些药如附子的毒性；可缓解方中某些药如大黄刺激胃肠引起的腹痛；其甜味可矫正方中某些药物的特殊味道。

【用法用量】

煎服，3～10 g。清热解毒宜生用；补中缓急宜炙用。

【使用注意】

反大戟、芫花、甘遂、海藻。大量久服可致水肿。

（五）鹿茸

为脊椎动物鹿科梅花鹿或马鹿等雄鹿头上尚未骨化而带茸毛的幼角。主产于吉林、黑龙江、辽宁、内蒙古、新疆、青海等地。切薄片后阴干或烘干入药。

【性能】

甘、咸，温。归肾、肝经。

【功效】

补肾阳，益精血，强筋骨，调冲任，托疮毒。

【应用】

1.肾阳虚衰，精血不足证

本品甘咸性温，禀纯阳之性，具生发之气，能壮肾阳，益精血。与人参、黄芪、当归等配伍，用于治疗五劳七伤，元气不足，畏寒肢冷、阳痿早泄、宫冷不孕、小便频数等症。

2.肾虚骨弱，腰膝无力

本品补肾阳，益精血，强筋骨，与五加皮、熟地黄、山萸肉等同用。

3.妇女冲任虚寒，崩漏带下

本品补肾阳，益精血而兼固冲任，止带下。与乌贼骨、龙骨、川断等同用，治崩漏不止，虚损羸瘦；与狗脊、白蔹等同用，治白带过多。

4.疮疡久溃不敛，阴疽内陷不起

本品益精血、托疮毒。治疮疡久溃不敛，阴疽疮肿内陷不起，与当归、肉桂等配伍。

【用法用量】

研末吞服，1～2 g，或入丸、散。

【使用注意】

宜从小量开始，以免阳升风动或伤阴动血。发热者忌服。

（六）杜仲

为杜仲科植物杜仲的树皮。主产于四川、云南、贵州、湖北等地。生用或盐水炒用。

【性能】

甘，温。归肝、肾经。

【功效】

补肝肾，强筋骨，安胎。

【应用】

1.肾虚腰痛、下肢痿软及阳痿等证

本品补肝肾、强筋骨，治肾虚腰痛者尤宜，常与胡桃肉、补骨脂等同用。

2.胎动不安或滑胎

本品补肝肾、固冲任、安胎元，常与桑寄生、续断、阿胶、菟丝子等同用。

现代用治高血压有效，与夏枯草、桑寄生、菊花等同用。

【用法用量】

煎服，10～15 g。

（七）当归

为伞形科植物当归的根。主产于甘肃省东南部的岷县，陕西、四川、云南、湖北等也有栽培。切片生用，或经酒拌、酒炒用。

【性能】

甘、辛，温。归肝、心、脾经。

【功效】

补血调经，活血止痛，润肠通便。

【应用】

1.血虚诸证

本品甘温质润，长于补血，为补血圣药。气血两虚，常配黄芪、人参补气生血，如当归补血汤；血虚萎黄、心悸失眠，与熟地黄、白芍、川芎配伍，如四物汤。

2.血虚血瘀之月经不调、经闭、痛经等

本品能补血活血，调经止痛，为妇科调经之要药。如四物汤，既是补血要剂，亦是妇科调经的基础方。

3.虚寒性腹痛、跌打损伤、风寒痹痛等

本品辛行温通，补血活血，又兼能散寒止痛。与桂枝、芍药、生姜等同用，治血虚血瘀寒凝之腹痛，如当归生姜羊肉汤；与金银花、赤芍、天花粉等同用，治疮疡初起肿胀疼痛，如仙方活命饮；与黄芪、人参、肉桂等同用，治痈疽溃后不敛，如十全大补汤。

4.血虚肠燥便秘

本品补血以润肠通便，治血虚肠燥便秘，以本品与肉苁蓉、牛膝、升麻等同用，如济川煎。

【用法用量】

煎服，5～15 g。

【使用注意】

湿盛中满、大便泄泻者忌服。

（八）熟地黄

为玄参科植物地黄的块根，经加工炮制而成。通常以酒、砂仁、陈皮为辅料经反复蒸晒，至内外色黑油润，质地柔软黏腻。切厚片用。

【性能】

甘，微温。归肝、肾经。

【功效】

补血养阴，填精益髓。

【应用】

1.血虚诸证

本品甘温质润，补阴益精以生血，为养血补虚之要药。治血虚萎黄，眩晕，心悸，失眠及月经不调、崩中漏下等，与当归、白芍、川芎同用，如四物汤。

2.肝肾阴虚诸证

本品质润入肾，善滋补肾阴，填精益髓，为补肾阴之要药。治肝肾阴虚，腰膝酸软、遗精盗汗、耳鸣耳聋及消渴等，与山药、山茱萸等同用，如六味地黄丸；配知母、黄柏、龟甲等治阴虚骨蒸潮热，如大补阴丸。

3.用于精血亏虚诸证

本品益精血、乌须发，与何首乌、牛膝、菟丝子等配伍，治精血亏虚须发早白，如七宝美髯丹。

【用法用量】

煎服，10 ~ 30 g。

（九）白芍

为毛茛科植物芍药的根。主产于浙江、安徽、四川等地。一般生用或酒炒或清炒用。

【性能】

苦、酸，微寒。归肝、脾经。

【功效】

养血敛阴，柔肝止痛，平抑肝阳。

【应用】

1.肝血亏虚及血虚月经不调

本品味酸，能养血柔肝，与熟地黄、当归等同用，治肝血亏虚，面色苍白，眩晕心悸，或月经不调，如四物汤。

2.肝脾不和之胸胁脘腹疼痛或四肢挛急疼痛

本品酸敛肝阴，养血柔肝而止痛。配柴胡、当归、白芍等，治血虚肝郁，胁肋疼痛，如逍遥散；与白术、防风、陈皮同用，治脾虚肝旺，腹痛泄泻，如痛泻要方；对阴血不足、筋脉失养之手足拘急作痛，配甘草，即芍药甘草汤。

3.肝阳上亢之头痛眩晕

本品养血敛阴、平抑肝阳，配牛膝、代赭石、龙骨、牡蛎等，如镇肝息风汤。

4.自汗，盗汗

本品敛阴，有止汗之功。对外感风寒，营卫不和之汗出恶风，与桂枝配伍以调和营卫，如桂枝汤。

【用法用量】

煎服，5～10 g；大剂量15～30 g。

（十）何首乌

为蓼科植物何首乌的块根。我国大部分地区有出产。晒干或微烘，称生首乌；以黑豆煮汁拌蒸，晒后变为黑色，称制首乌。

【性能】

苦、甘、涩，微温。归肝、肾经。

【功效】

制用：补益精血。生用：解毒，截疟，润肠通便。

【应用】

1.精血亏虚证

见头晕目眩、须发早白、腰膝酸软、遗精。制首乌善补肝肾、益精血、乌须发，与熟地黄、当归、酸枣仁等同用，治血虚萎黄，失眠健忘。配当归、枸杞子、菟丝子等，治精血亏虚，须发早白及肾虚无子，如七宝美髯丹。

2.久疟、痈疽、瘰疬、肠燥便秘等

生首乌有截疟、解毒、润肠通便之效，与人参、当归、陈皮、煨姜同用，治疟疾日久，气血虚弱，如何人饮；与防风、苦参、薄荷同用，治遍身疮肿痒痛，如何首乌散；与肉苁蓉、当归、火麻仁等同用，治年老体弱、血虚肠燥便秘。

【用法用量】

煎服，10～30 g。补益精血宜制用，截疟、解毒宜生用。

（十一）北沙参

为伞形科植物珊瑚菜的根。主产于山东、江苏、福建等地。洗净后干燥，生用。

【性能】

甘、微苦，微寒。归肺、胃经。

【功效】

养阴清肺，益胃生津。

【应用】

1.肺阴虚证

本品甘润偏寒，能补肺阴，清肺热，适用于阴虚肺燥之干咳少痰、咯血或咽干喑哑等症，与麦冬、沙参、杏仁、桑叶、玄参等同用。

2.胃阴虚证

本品能补胃阴而生津止渴，用于胃阴虚之口干多饮、饥不欲食、大便干结、舌苔光剥或舌红少津及胃痛、胃胀、干呕等症。与石斛、玉竹、乌梅等同用。

【用法用量】

煎服，10 ~ 15 g。

【使用注意】

反藜芦。

（十二）麦冬

为百合科植物麦冬的块根。主产于四川、浙江、江苏等地。生用。

【性能】

甘、微苦，微寒。归胃、肺、心经。

【功效】

养阴生津，润肺清心。

【应用】

1.胃阴虚证

本品味甘苦，性偏寒，长于滋养胃阴，生津止渴。用于胃阴虚有热之舌干口渴，胃脘疼痛，饥不欲食，呕逆，大便干结等，与生地黄、玉竹、沙参等同用，如沙参麦门冬汤；治热邪伤津之便秘，与生地黄、玄参同用，如增液汤。

2.肺阴虚证

本品又善养肺阴，清肺热，用于阴虚肺燥的鼻燥咽干，干咳痰少、咯血，咽痛喑哑等，与阿胶、石膏、桑叶、枇杷叶等同用，如清燥救肺汤。

3.心阴虚证

本品归心经，能养心阴，清心热，用于心阴虚之心烦、失眠、健忘、心悸怔忡等，与生地黄、酸枣仁、柏子仁等同用，如天王补心丹；对热伤心营，神烦少寐者，与黄连、生地黄、玄参等同用，如清营汤。

【用法用量】

煎服，10 ~ 15 g。

（十三）枸杞子

为茄科植物宁夏枸杞的成熟果实。主产于宁夏、甘肃、新疆等地。生用。

【性能】

甘，平。归肝、肾经。

【功效】

滋补肝肾，益精明目。

【应用】

肝肾阴虚及早衰证。本品为平补肾精肝血之品，常用于精血不足之视力减退、头晕目眩、腰膝酸软、遗精滑泄、耳聋耳鸣、牙齿松动、须发早白以及肝肾阴虚之潮热盗汗、消渴等症。与熟地黄、山茱萸、山药等同用，如杞菊地黄丸。

【用法用量】

煎服，10～15 g。

其他常用补益药见表4-7。

表4-7　其他常用补益药

药名	性能	功效	应用
龙眼肉	甘温，心脾	补益心脾，养血安神	思虑过度，劳伤心脾
党参	甘平，脾肺	补脾肺气，补血	脾肺气虚，气血两虚，气津两伤
太子参	甘微苦平，脾肺	补气健脾，生津润肺	脾肺气阴两虚
山药	甘平，脾肺肾	补脾养胃，生津益肺，补肾涩精	脾虚证，肺虚证，肾虚证，消渴气阴两虚
白扁豆	甘微温，脾胃	补脾和中，化湿	脾气虚证，暑湿吐泻
大枣	甘温，脾胃心	补中益气，养血安神	脾虚证，脏躁及失眠证
淫羊藿	辛甘温，肾肝	补肾壮阳，祛风除湿	肾阳虚衰，风寒湿痹，肢体麻木
巴戟天	辛甘微温，肾肝	补肾助阳，祛风除湿	肾阳虚阳痿，宫冷不孕，小便频数
续断	苦辛微温，肝肾	补益肝肾，强筋健骨，止血安胎，疗伤续折	阳痿不举，遗精遗尿，腰膝酸痛，寒湿痹痛，崩漏下血，胎动不安，筋伤骨折
锁阳	甘温，肝肾大肠	补肾助阳，润肠通便	肾阳亏虚，阳痿、不孕，血虚肠燥便秘
菟丝子	辛甘平，肾肝脾	补肾益精，养肝明目，止泻安胎	肾虚腰痛，阳痿遗精、宫冷不孕，肾虚泄泻，目暗不明
补骨脂	苦辛温，肾脾	补肾壮阳，固精缩尿，温脾止泻，纳气平喘	肾虚阳痿，腰膝冷痛，肾虚遗精，遗尿，五更泄泻，虚寒喘咳
蛤蚧	咸平，肺肾	补肺益肾，纳气平喘	肺肾虚咳，肾虚阳痿
冬虫夏草	甘温，肾肺	补肾益肺，止血化痰	阳痿遗精，腰膝酸痛，久咳虚喘，劳嗽痰血阳痿、遗精遗尿，肾虚作喘
海马	甘温，肝肾	补肾壮阳，调气活血	症瘕积聚，跌打损伤，疔疮肿毒
阿胶	甘平，肺肝肾	补血，滋阴，润肺，止血	血虚证，出血证，肺阴虚燥咳，热病伤阴
百合	甘微寒，肺心	润肺止咳，清心安神	肺热咳嗽，劳嗽咯血，虚烦惊悸，失眠多梦
女贞子	甘苦凉，肝肾	补益肝肾，清热明目	肝肾阴虚，头晕目眩，须发早白，阴虚发热
鳖甲	咸寒，肝	滋阴潜阳，软坚散结	阴虚阳亢，阴虚发热，症瘕

八、固涩药

凡以收敛固涩，用治各种滑脱病症为主的药物，统称为固涩药。

本类药物味多酸涩，性温或平，主入肺、脾、肾、大肠经。有固表止汗、敛肺止咳、涩肠止泻、固精缩尿、收敛止血、止带等作用。适用于久病体虚、脏腑功能衰退所致的自汗、盗汗、久咳虚喘、久泻、久痢、遗精、滑精、遗尿、尿频、崩带不止等滑脱不禁等病症。

根据收涩药的药性及临床应用的不同，可分为固表止汗、敛肺涩肠药、固精缩尿止带三类。滑脱病症的根本原因是正气虚弱，故应用收涩药时，需与相应的补益药配伍以标本兼顾。气虚自汗、阴虚盗汗者，分别配伍补气药、补阴药；脾肾阳虚之久泻、久痢者，配伍温补脾肾药；肾虚遗精、滑精、遗尿、尿频及崩漏不止者，配伍补肝肾药；肺肾虚损，久咳虚喘者，配伍补肺益肾纳气药等。凡表邪未解，或内有湿滞，以及余热未清，均不宜使用固涩药。

现代药理研究表明，本类药物多含大量鞣质，是收敛作用的主要成分，有止泻、止血作用，减少分泌细胞的分泌；尚有抑菌、消炎、防腐、吸收肠内有毒物质等作用。

（一）麻黄

为麻黄科植物草麻黄或中麻黄的根及茎。主产于河北、山西、内蒙古、甘肃、四川等地。生用。

【性能】

甘、微涩，平。归肺经。

【功效】

敛肺止汗。

【应用】

自汗、盗汗。本品甘平性涩，入肺经而行肌表、实卫气而固腠理，为固表止汗之要药。与黄芪、牡蛎同用，治气虚自汗，如牡蛎散。与熟地黄、当归等同用，治阴虚盗汗，如当归六黄汤。

【用法用量】

煎服，3~9 g。

【使用注意】

表邪未解者，忌用。

（二）五味子

为木兰科植物五味子或华中五味子的成熟果实。前者习称"北五味子"，主产于东北；后者习称"南五味子"，主产于西南及长江流域以南各省。生用或经醋、蜜拌蒸晒干用。

【性能】

酸、甘，温。归肺、心、肾经。

【功效】

收敛固涩，益气生津，补肾宁心。

【应用】

1.久咳虚喘

本品味酸收敛，甘温而润，能上敛肺气，下滋肾阴，为治久咳虚喘之要药。配伍麻黄、细辛、干姜等，用于寒饮咳喘证，如小青龙汤。与罂粟壳同用治肺虚久咳。

2.自汗，盗汗

本品善敛肺止汗。治自汗、盗汗者，与麻黄根、牡蛎等同用。

3.遗精，滑精

本品能补肾涩精止遗，治肾虚精关不固遗精、滑精，与桑螵蛸、龟板、龙骨等同用，如桑螵蛸散；治梦遗者，与麦冬、山茱萸、熟地黄、山药等同用，如麦味地黄丸。

4.久泻不止

本品味酸涩性收敛，能涩肠止泻。治脾肾虚寒，久泻不止，与补骨脂、肉豆蔻、吴茱萸同用，如四神丸。

5.津伤口渴，消渴

本品甘以益气，酸能生津，具有益气生津止渴之功。治热伤气阴，汗多口渴者，与人参、麦冬同用，如生脉散；治阴虚内热，口渴多饮之消渴证，与山药、知母、天花粉、黄芪等同用，如玉液汤。

6.心悸，失眠，多梦

本品既能补益心肾，又能宁心安神。治阴血亏损，心神失养，或心肾不交之虚烦心悸、失眠多梦，与麦冬、丹参、生地黄、酸枣仁等同用，如天王补心丹。

【用法用量】

煎服，3~6g。

（三）乌梅

为蔷薇科植物梅的近成熟果实。主产于浙江、福建、云南等地。去核生用或炒炭用。

【性能】

酸、涩，平。归肝、脾、肺、大肠经。

【功效】

敛肺止咳，涩肠止泻，安蛔止痛，生津止渴。

【应用】

1.肺虚久咳

本品味酸而涩，其性收敛，入肺经能敛肺气，止咳嗽。适用于肺虚久咳或干咳无痰之证，与罂粟壳、杏仁等同用，如九仙散。

2.久泻，久痢

本品酸涩，入大肠经，有涩肠止泻痢作用，为治久泻、久痢之常用药，与罂粟壳、诃子等同用，如真人养脏汤。

3.蛔厥腹痛，呕吐

本品味酸，为安蛔之良药，因"蛔得酸则静"。适用于蛔虫所致蛔厥证，见腹痛、呕吐、四肢厥冷，常配伍细辛、川椒、黄连、附子等同用，如乌梅丸。

4.虚热消渴

本品味酸性平，善生津液，止烦渴。治虚热消渴，常与天花粉、麦冬、人参等同用。

【用法用量】

煎服，3～10 g。

（四）山茱萸

为山茱萸科植物山茱萸的成熟果肉。主产于浙江、安徽、河南、陕西、山西等地。晒干或烘干用。

【性能】

酸、涩，微温。归肝、肾经。

【功效】

补益肝肾，收敛固涩。

【应用】

1.腰膝酸软，头晕耳鸣，阳痿

本品酸温质润，补而不峻，既能益精，又可助阳，为平补阴阳之要药。治肝肾阴虚，头晕目眩、腰酸耳鸣者，与熟地黄、山药等配伍，如六味地黄丸；治命门火衰，腰膝冷痛，小便不利者，与肉桂、附子等同用，如肾气丸。

2.遗精滑精，遗尿尿频

本品既能补肾益精，又能固精缩尿。于补益之中又具封藏之功，为固精止遗之要药。治肾虚膀胱失约之遗尿、尿频者，与覆盆子、金樱子、沙苑子、桑螵蛸等药同用。

3.崩漏，月经过多

本品入下焦，能补肝肾、固冲任以止血。治脾气虚弱，冲任不固而漏下不止者，与龙骨、黄芪、白术、五味子等同用，如固冲汤。

4.大汗不止，体虚欲脱

本品酸涩性温，能收敛止汗，固涩滑脱。治大汗欲脱或久病虚脱者，与人参、附子、龙骨等同用。

此外，本品亦治消渴证，与生地黄、天花粉等同用。

【用法用量】

煎服，5 ~ 10 g。

（五）桑螵蛸

为螳螂科昆虫大刀螂、小刀螂或巨斧螳螂的卵鞘。全国大部分地区均产。置沸水浸杀其卵，或蒸透晒干用。

【性能】

甘、咸，平。归肝、肾经。

【功效】

固精缩尿，补肾助阳。

【应用】

1.遗精滑精，遗尿尿频，白浊

本品甘能补益，咸以入肾，性收敛。能补肾气，固精关，缩小便。为治肾虚不固之遗精滑精、遗尿尿频、白浊之良药，与远志、龙骨、石菖蒲等配伍，如桑螵蛸散。

2.肾虚阳痿

本品有补肾助阳功效。可治肾虚阳痿，与鹿茸、肉苁蓉、菟丝子等药同用。

【用法用量】

煎服，6 ~ 10 g。

其他常用固涩药见表4-8。

表4-8　其他常用固涩药

药名	性能	功效	应用
浮小麦	甘凉，心	固表止汗，益气，除热	自汗，盗汗，骨蒸劳热
诃子	苦酸涩平，肺大肠	涩肠止泻，敛肺止咳，利咽开音	久泻，久痢，久咳，失音
肉豆蔻	辛温，脾胃大肠	涩肠止泻，温中行气	虚寒泻痢，胃寒胀痛，食少呕吐
金樱子	酸涩平，肾膀胱大肠	固精、缩尿、止带，涩肠止泻	遗精滑精，遗尿尿频，带下，久泻、久痢
莲子	甘涩平，脾肾心	固精止带，补脾止泻，益肾养心	遗精，滑精，带下，脾虚泄泻，心悸，失眠
芡实	甘涩平，脾肾	益肾固精，健脾止泻，除湿止带	遗精，滑精，脾虚久泻，带下

第二节　常用方剂

一、解表剂

凡用解表药为主组成，具有发汗、解肌、透疹等作用，治疗表证的方剂，统称解表剂。属"八法"中的"汗法"。

解表剂主要用于六淫之邪侵袭肌表、肺卫所致的表证，此时邪气轻浅，及时使用解表剂，使邪从外解，防止病邪深入，以期早期治愈。麻疹、疮疡、水肿、疟疾、痢疾等初起之时，大都可见到恶寒、发热、头痛、身痛、舌苔白或黄、脉浮等表证，此时也可用解表剂治疗。

解表剂多用辛散轻扬之品，不宜久煎；凡用解表剂，宜保暖取汗；解表取汗，以遍身微汗为佳，不可大汗伤正；表邪未尽，又现里证宜先表后里或表里双解；表邪已入里则不宜用解表剂。

（一）麻黄汤（《伤寒论》）

【组成】

麻黄9 g，桂枝、杏仁各6 g，炙甘草3 g。

【用法】

先煮麻黄，去沫，再与余药同煎，去滓温服，每日2次，覆取微汗，不须啜粥。

【功用】

发汗解表，宣肺平喘。

【主治】

外感风寒表实证。恶寒发热，头痛身疼，无汗而喘，舌苔薄白，脉浮紧。

【方解】

本方证为外感风寒，肺气失宣所致。风寒之邪外袭肌表，使卫阳被遏，腠理闭塞，营阴瘀滞，经脉不通，故见恶寒、发热、无汗、头身痛；肺主气属卫，外合皮毛，寒邪外束于表，影响肺气的宣肃下行，则上逆为喘；舌苔薄白，脉浮紧皆是风寒袭表的反映。治当发汗解表，宣肺平喘。方中麻黄苦辛性温，归肺与膀胱经，善开腠发汗，祛在表之风寒；宣肺平喘，开闭郁之肺气，故本方用以为君药。由于本方证属卫郁营滞，单用麻黄发汗，只能解卫气之闭郁，所以又用透营达卫的桂枝为臣药，解肌发表，温通经脉，既助麻黄解表，使发汗之力倍增；又畅行营阴，使疼痛之症得解。二药相须为用，是辛温发汗的常用组合。杏仁降利肺气，与麻黄相伍，一宣一降，以恢复肺气之宣降，加强宣肺平喘之功，是为宣降肺气的常用组合，为佐药。炙甘草既能调和麻、杏之宣降，又能缓和麻、桂相合之峻烈，使汗出不致过猛而耗伤正气，是使药而兼佐药之用。四药配伍，表寒得散，营卫得通，肺气得宣，则诸症可愈。

【运用】

1.证治要点

本方是治疗外感风寒表实证的基础方。临床应用以恶寒发热，无汗而喘，脉浮紧为辨证要点。

2.现代运用

本方常用于感冒、流行性感冒、急性支气管炎、支气管哮喘等属风寒表实证者。

（二）桂枝汤（《伤寒论》）

【组成】

桂枝、芍药、生姜各9 g，炙甘草6 g，大枣4枚。

【用法】

水煎分2次温服，服后啜热稀粥或少量热开水，冬季并可盖被保温，令取微汗。禁食生冷、油腻、五辛、酒醪、臭恶等物。

【功用】

解肌发表，调和营卫。

【主治】

外感风寒表虚证。恶风发热，汗出头痛，鼻鸣干呕，舌苔白不渴，脉浮缓或浮弱。

【方解】

本方证为外感风寒，营卫不和所致。风寒在表，应辛温发散以解表，但本方证属表虚，腠理不固，故当解肌发表，调和营卫，即祛邪调正兼顾为治。方中桂枝为君，助卫阳，通经络，解肌发表而祛在表之风邪。芍药为臣，益阴敛营，敛固外泄之营阴。桂、芍合用，一散一收，散收结合，以达调和营卫之功。生姜辛温，既助桂枝辛散表邪，又兼和胃止呕；大枣甘平，既能益气补中，且可滋脾生津，共为佐药。炙甘草调和药性，合桂枝辛甘化阳以实卫，合芍药酸甘化阴以和营，功兼佐使之用。本方药虽五味，但结构严谨，发中有补，散中有收，邪正兼顾，阴阳并调。故前人赞桂枝汤"为仲景群方之冠，乃滋阴和阳，调和营卫，解肌发汗之总方也"。

【运用】

1.证治要点

本方为治疗外感风寒表虚证的常用方，又是调和营卫、调和阴阳治法的代表方。临床应用以恶风，发热，汗出，脉浮缓为辨证要点。

2.现代运用

本方常用于感冒、流行性感冒、原因不明的低热、产后及病后的低热、妊娠呕吐、多形红斑、冻疮、荨麻疹等属营卫不和者。

（三）银翘散（《温病条辨》）

【组成】

金银花、连翘各15g，薄荷、桔梗、牛蒡子各6 g，竹叶、荆芥穗各4 g，淡豆豉、生甘草各5 g。

【用法】

共为粗末，每次用18 g，以鲜苇根煎汤代水煎服。现多作汤剂水煎服。

【功用】

辛凉透表，清热解毒。

【主治】

温病初起。发热，微恶风寒，无汗或有汗不畅，头痛口渴，咳嗽咽痛，舌尖红、苔薄白或薄黄，脉浮数。

【方解】

本方证为温热袭表，卫气被郁，肺气失宣所致。治宜辛凉透表，清热解毒。方中金银花、连翘气味芳香，既能疏散风热，清热解毒，又可辟秽化浊，在透散卫分表邪的同时，兼顾了温热病邪易蕴结成毒及多夹秽浊之气的特点，故重用为君药。薄荷、牛蒡子辛凉，疏散风热，清利头目，且可解毒利咽；荆芥穗、淡豆豉辛而微温，解表散邪，此二者虽属辛温，但辛而不烈，温而不燥，配入辛凉解表方中，增强辛散透表之力，是为去性取用之法，以上四药俱为臣药。芦根、竹叶清热生津；桔梗开宣肺气而止咳利咽，同为佐药。甘草既可调和药性，护胃安中，又合桔梗利咽止咳，为佐使之用。本方所用药物均系清轻之品，加之用法强调"香气大出，即取服，勿过煎"，体现了吴瑭"治上焦如羽，非轻不举"的用药原则。

【运用】

1.证治要点

《温病条辨》称本方为"辛凉平剂"，是治疗外感风热表证的常用方。临床应用以发热，微恶寒，咽痛，口渴，脉浮数为辨证要点。

2.现代运用

本方广泛用于急性发热性疾病的初起阶段，如感冒、流行性感冒、急性扁桃体炎、肺炎、麻疹、流行性脑膜炎、乙型脑炎、腮腺炎等辨证属温病初起，邪郁肺卫者。皮肤病如风疹、荨麻疹、疮痈疖肿，亦多用之。

其他常用解表方见表4-9。

表4-9　其他常用解表方

方名	组成	功效	应用
小青龙汤	麻黄、桂枝、白芍、干姜、细辛、半夏、五味子、炙甘草	发汗解表、散寒蠲饮	外感风寒、内停水饮证
桑菊饮	桑叶、菊花、桔梗、杏仁、连翘、薄荷、芦根、甘草	疏散风热、宣肺止咳	风热咳嗽

二、清热剂

凡用清热药为主组成，具有清热、泻火、凉血、解毒、滋阴透热等作用，治疗里热证的方剂，统称清热剂。

里热证有外感六淫、入里化热和内伤七情、五志化火之分。病邪传变、病情变化，多不相同，且患者体质各异，涉及脏腑有别，因此清热剂可分为清气分热、清营凉血、清热解毒、清脏腑热、清热祛暑及清虚热六类。

使用清热剂应首先辨清热证的虚实，实热宜苦寒直折，清热泻火，虚热则宜凉血除蒸，甘寒养阴；再分热证真假，如热深厥深，真热假寒，才可使用清热剂，若阴盛格阳，真寒假热，决不可妄投清热剂；为避免寒热格拒，可采用寒药温服法；清热剂药性多寒凉且易伤阳败胃，故不宜多服久用；服用清热剂忌食辛辣油腻黏腻之品。

（一）白虎汤《伤寒论》

【组成】

石膏50 g，知母18 g，炙甘草6 g，粳米9 g。

【用法】

先煎石膏，再入余三味同煎，以水一斗，煮米熟汤成，去滓，温服一升，每日3次。

【功用】

清热生津。

【主治】

伤寒阳明热盛，或温病热在气分证。壮热面赤，烦渴引饮，口舌干燥，大汗出，脉洪大有力。

【方解】

本方为治疗气分阳明热盛之证的代表方剂。气分离卫气最近，古方中用辛甘大寒的石膏为君，专清肺胃邪热，解肌透热，又可生津止渴。臣以知母苦寒质润，既助石膏清气分实热，又治已伤之阴。用甘草、粳米既可益胃护津，又可防止石膏大寒伤中，共为佐使。

【运用】

1.证治要点

本方为治阳明气分热盛证的基础方。临床应用以身大热，汗大出，口大渴，脉洪大为辨证要点。

2.现代运用

现用于流行性乙型脑炎、流行性脑脊髓膜炎、大叶性肺炎、夏季热等属于热在气分者。

（二）龙胆泻肝汤（《医方集解》）

【组成】

龙胆草6 g，黄芩9 g，山栀子9 g，泽泻9 g，木通6 g，车前子9 g，当归8 g，生地黄9 g，柴胡6 g，生甘草6 g。

【用法】

水煎服。

【功用】

泻肝胆实火，清下焦湿热。

【主治】

肝胆实火上扰，症见头痛目赤，胁痛口苦，耳聋、耳肿；或肝经湿热下注，症见阴肿阴痒，筋痿阴汗，小便淋浊，妇女湿热带下等。

【方解】

本方治证，是由肝胆实火，肝经湿热循经上扰下注所致。上扰则头巅耳目作痛，或听力失聪；旁及两胁则为痛且口苦；下注则循足厥阴肝经所络阴器而为肿痛、阴痒。湿热下注膀胱则为淋痛等症。故方用龙胆草大苦大寒，上泻肝胆实火，下清下焦湿热，为本方泻火除湿两擅其功的君药。黄芩、栀子具有苦寒泻火之功，在本方配伍龙胆草，为臣药。泽泻、木通、车前子清热利湿，使湿热从水道排出。肝主藏血，肝经有热，本易耗伤阴血，加用苦寒燥湿，再耗其阴，故用生地黄、当归滋阴养血，以使标本兼顾。方用柴胡，是为引诸药入肝胆而设，甘草有调和诸药之效。综观全方，是泻中有补，利中有滋，以使火降热清，湿浊分清，循经所发诸症乃相应而解。

【运用】

1.证治要点

本方为治疗肝胆实火上炎，湿热下注的常用方。临床应用以口苦溺赤，舌红苔黄，脉弦数有力为辨证要点。

2.现代运用

本方常用于顽固性偏头痛、头部湿疹、高血压、急性结膜炎、虹膜睫状体炎、外耳道疖肿、鼻炎、急性黄疸性肝炎、急性胆囊炎，以及泌尿生殖系统炎症、急性肾盂肾炎、急性膀胱炎、尿道炎、外阴炎、睾丸炎、腹股沟淋巴结炎、急性盆腔炎、带状疱疹等属肝经实火、湿热者。

（三）黄连解毒汤（《外台秘要》）

【组成】

黄连9 g，黄芩6 g，黄柏6 g，栀子9 g。

【用法】

水煎服。

【功用】

泻火解毒。

【主治】

一切实热火毒，三焦热盛之证。大热烦躁，口燥咽干，错语，不眠；或热病吐血、衄血；或热甚发斑，身热下痢，湿热黄疸；外科痈疽疔毒，小便赤黄，舌红苔黄，脉数有力。

【方解】

本方证乃火毒充斥三焦所致，综上诸症，皆为实热火毒为患，治宜泻火解毒。方中以大苦大寒之黄连清泻心火为君，兼泻中焦之火。臣以黄芩清上焦之火。佐以黄柏泻下焦之火；栀子清泻三焦之火，导热下行，引邪热从小便而出。四药合用，苦寒直折，三焦之火邪去而热毒解，诸症可愈。

【运用】

1.证治要点

本方泻火解毒之力颇强，临证运用以大热烦扰，口燥咽干，舌红苔黄，脉数有力为证治要点。

2.现代运用

败血症、脓毒血症、痢疾、肺炎、泌尿系感染、流行性脑脊髓膜炎、乙型脑炎以及感染性炎症等属热毒为患者，均可用之。

其他常用清热方见表4-10。

表4-10　其他常用清热方

方名	组成	功效	应用
导赤散	生地黄、木通、生甘草梢、竹叶	清心利水养阴	心经火热证
葛根芩连汤	葛根、甘草、黄芩、黄连	解表清里	湿热下利证
清营汤	竹叶、黄连、丹参、连翘、元参、麦冬、金银花、生地黄、犀角	清营解毒、透热养阴	邪热初入营分证
普济消毒饮	黄芩、黄连、玄参、陈皮、甘草、柴胡、桔梗、板蓝根、连翘、马勃、牛子、薄荷、僵蚕、升麻	清热解毒、疏风散邪	大头瘟

三、温里剂

凡用温热药为主组成，具有温里助阳、散寒通脉等作用，祛除脏腑经络间寒邪，治疗里寒证的方剂，统称温里剂。

使用温理剂要辨别寒证所属脏腑，才能有的放矢；要辨明寒热真假，勿被假象迷惑；还要注意因人、因地、因时制宜。

（一）理中汤《伤寒论》

【组成】

人参、干姜、甘草（炙）、白术各9g。

【用法】

作汤剂，水煎服。（作丸剂，共研细末，炼蜜为丸，每丸重9g，每次一丸，温开水送服，每日2～3次。）

【功用】

温中祛寒，补气健脾。

【主治】

1.脾胃虚寒证

脘腹绵绵作痛，喜温喜按，呕吐，大便稀溏，脘痞食少，畏寒肢冷，口不渴，舌淡苔白润，脉沉细或沉迟无力。

2.阳虚失血证

便血、吐血、衄血或崩漏等，血色暗淡，质清稀。

3.脾胃虚寒所致的胸痹，病后多涎唾或小儿慢惊等

【方解】

本方所治诸证皆由脾胃虚寒所致。中阳不足，寒从中生，阳虚失温，寒性凝滞，故畏寒肢冷、脘腹绵绵作痛、喜温喜按；脾主运化而升清，胃主受纳而降浊，今脾胃虚寒，纳运升降失常，故脘痞食少、呕吐、便溏；舌淡苔白润，口不渴，脉沉细或沉迟无力皆为虚寒之象。治宜温中祛寒，益气健脾。方中干姜为君，大辛大热，温脾阳，祛寒邪，扶阳抑阴。人参为臣，性味甘温，补气健脾。君臣相配，温中健脾，虚则易生湿浊，故用甘温苦燥之白术为佐，健脾燥湿。甘草与诸药等量，寓意有三：一为合参、术以帮助气健脾；二为缓急止痛；三为调和药性，是佐药而兼使药之用。纵观全方，温补并用，以温为主，温中阳，益脾气，助运化，故曰"理中"。

【运用】

1.证治要点

本方是治疗中焦脾胃虚寒证的基础方。临床应用以畏寒肢冷、吐泻腹痛、舌淡苔白、脉沉细为辨证要点。

2.现代运用

本方常用于急慢性胃肠炎、胃及十二指肠溃疡、胃痉挛、胃下垂、胃扩张、慢性结肠炎等属脾胃虚寒者。

（二）四逆汤（《伤寒论》）

【组成】

炮附子5~10g，干姜6~9g，炙甘草6g。

【用法】

先煎生附子1小时，再入余药同煎，以水3L，煮取1L，2合，去滓，分温再服。

【功用】

温中祛寒，回阳救逆。

【主治】

1.少阴病

见四肢厥冷，恶寒蜷卧，呕吐腹痛，下利清谷，神衰欲寐，舌淡苔白滑，脉沉微。

2.太阳病误汗亡阳

见四肢厥冷，大汗淋漓，脉微欲绝。

【方解】

少阴阳衰，必然是阴寒内盛，病情深重，正气衰减。肾阳衰微可致心阳不振，无力行血；火不暖土，水谷不化；肌肤失于温煦而见上述症状。故用方中生附子大辛大热，温壮肾阳，祛寒救逆为君；干姜辛热，温里祛寒，以加强附子回阳之效为臣；炙甘草甘温，益气和中，并缓解附、姜燥烈之性为佐、使。三味配合，具有回阳救逆之功。

【运用】

1.证治要点

本方为回阳救逆的代表方剂。除四肢厥冷外，应以神疲欲寐，舌淡苔白，脉微为辨证要点。

2.现代运用

现代常用本方作为对心肌梗死、心力衰竭、急慢性胃肠炎吐泻过多，或某些急症大汗出而见休克，属亡阳虚脱者的急救方剂。

（三）当归四逆汤（《伤寒论》）

【组成】

当归12g，桂枝、白芍各9g，细辛3g，炙甘草、通草各6g，大枣8枚。

【用法】

水煎服。

【功用】

温经散寒，养血通脉。

【主治】

血虚寒厥证。手足厥寒，或腰、股、腿、足、肩臂疼痛，口不渴，舌淡苔白，脉沉细或细而欲绝。

【方解】

本方证由营血虚弱，寒凝经脉，血行不利所致。素体血虚而又经脉受寒，寒邪凝滞，血行不利，阳气不能达于四肢末端，营血不能充盈血脉，遂呈手足厥寒、脉细欲绝。此手足厥寒只是指掌至腕、踝不温，与四肢厥逆有别。治当温经散寒，养血通脉。本方以桂枝汤去生姜，倍大枣，加当归、通草、细辛组成。方中当归甘温，养血和血；桂枝辛温，温经散寒，温通血脉，为君药。细辛温经散寒，助桂枝温通血脉；白芍养血和营，助当归补益营血，共为臣药。通草通经脉，以畅血行；大枣、甘草，益气健脾养血，共为佐药。重用大枣，既合归、芍以补营血，又防桂枝、细辛燥烈太过，伤及阴血。甘草兼调药性而为使药。全方共奏温经散寒，养血通脉之效。本方的配伍特点是温阳与散寒并用，养血与通脉兼施，温而不燥，补而不滞。

【运用】

1.证治要点

本方是养血温经散寒的常用方。临床应用以手足厥寒，舌淡苔白，脉细欲绝为辨证要点。

2.现代运用

本方常用于血栓闭塞性脉管炎、无脉症、雷诺病、小儿麻痹、冻疮、妇女痛经、肩周炎、风湿性关节炎等属血虚寒凝者。

其他常用温里方见表4-11。

表4-11　其他常用温里方

方名	组成	功效	应用
小建中汤	炙甘草、桂枝、生姜、白芍、饴糖、大枣	温中补虚、和里缓急	中焦虚寒之虚劳里急证
大建中汤	蜀椒、干姜、人参、胶饴	温中补虚、降逆止痛	中阳虚衰、阴寒内盛证
黄芪桂枝五物汤	黄芪、桂枝、白芍、生姜、大枣	益气温经、养血通痹	血痹证
阳和汤	熟地黄、鹿角胶、白芥子、肉桂、炮姜炭、麻黄、甘草	温阳补血、散寒通滞	阴疽

四、补益剂

凡用补益药为主组成，具有补养人体气、血、阴、阳的作用，治疗各种虚证的方剂，统称补益剂。

气虚证，表现为气短声低，倦怠无力，面色白，眩晕自汗，食欲缺乏，大便溏薄，脱肛，脉弱等；血虚证，表现为面色苍白或萎黄，头晕目眩，心悸失眠，健忘，爪甲、口唇淡白，月经量少色淡等；阴虚证，表现为潮热颧红，五心烦热，失眠，盗汗，遗精，耳鸣，口干，舌红少苔，脉细数等；阳虚证，表现为腰膝酸冷，面色苍白，脘腹冷痛，体倦乏力或阳痿早泄，女子宫寒不孕，月经不调或小便清长，大便溏泻，舌淡有齿痕等。因此补益剂可分为补气、补血、气血双补、补阴、补阳、阴阳双补六类。

应用补益剂应辨别证候的虚实真假；要注意患者的脾胃功能，对脾胃素弱，"虚不受补"的患者，宜先调理脾胃，或在补益方中佐以健脾和胃，理气消导之品；兼湿阻、痰滞、热扰、食积等实邪者，应视邪实与正虚的主次缓急，酌情采取先攻后补，先补后攻，或攻补兼施等法，使祛邪而不伤正，补虚而不碍邪；补益剂多用味厚滋腻之品，入汤剂宜文火久煎；服药时间以空腹或饭前为佳。此外，补益剂虽能增强体质，提高抗病能力，但其目的主要是补虚扶弱，若体质强壮而滥用补益之剂，则可能导致阴阳气血平衡失调，反对机体造成损害。

（一）四君子汤（《太平惠民和剂局方》）

【组成】

人参、白术、茯苓各9 g，炙甘草6 g。

【用法】

水煎服。

【功用】

益气健脾。

【主治】

脾胃气虚。面色萎白，语声低微，气短乏力，食少便溏，舌淡苔白，脉虚弱。

【方解】

该方证由脾胃气虚，运化乏力所致。脾胃为后天之本，气血生化之源，脾胃气虚，受纳与健运乏力，则饮食减少；湿浊内生，故大便溏薄；脾主肌肉，脾胃气虚，四肢肌肉无所禀受，故四肢乏力；气血生化不足，血不足不荣于面，而见面色萎白；脾为肺之母，脾胃一虚，肺气先绝，故见气短、语声低微；舌淡苔白，脉虚弱皆为气虚之象。正如《医方考》所说："夫面色萎白，则望之而知其气虚矣；言语轻微，则闻之而知其气虚矣；四肢无力，则问之而知其气虚矣；脉来虚弱，则切之而知其气虚矣。"治宜补益脾胃之气，以复其运化受纳之功。方中人参为君，甘温益气，健脾养胃。臣以苦温之白术，健脾燥湿，加强益气助运之力；佐以甘淡茯苓，健脾渗湿，苓术相配，则健脾祛湿之功益著。使以炙甘草，益气和中，调和诸药。四药配伍，共奏益气健脾之功。

【运用】

1.证治要点

该方为治疗脾胃气虚证的基础方，后世众多补脾益气方剂多从此方衍化而来。临床应用以面白食少，气短乏力，舌淡苔白，脉虚弱为辨证要点。

2.现代运用

该方常用于慢性胃炎、胃及十二指肠溃疡等属脾气虚者。

（二）补中益气汤（《内外伤辨惑论》）

【组成】

黄芪15 g，人参15 g，白术10 g，炙甘草15 g，当归10 g，陈皮6 g，升麻6 g，柴胡6 g，生姜9片，大枣6枚。

【用法】

水煎服。

【功用】

补中益气，升阳举陷。

【主治】

1.脾胃气虚证

证见饮食减少，体倦乏力，懒言，面色无华，大便稀溏，脉大而虚软。

2.气虚下陷

脱肛，子宫脱垂，久泻，久痢，崩漏等，患者气短乏力，舌淡，脉虚。

3.气虚发热证

证见身热，自汗，喜热饮，气短乏力，舌淡，脉虚大无力。

【方解】

方中黄芪补中益气、升阳固表为君；人参、白术、甘草甘温益气，补益脾胃为臣；陈皮调理气机，当归补血和营为佐；升麻、柴胡协同参、芪升举清阳为使。综合全方，一则补气健脾，使后天生化有源，脾胃气虚诸症自可痊愈；一则升提中气，恢复中焦升降之功能，下脱、下垂者自复其位。

【运用】

1.证治要点

本方为补升阳气，甘温除热的代表方。临床当以体倦乏力，少气懒言，面色㿠白，脉虚软无力为辨证要点。

2.现代运用

常运用于治疗体弱所致的眩晕、头痛、耳鸣、耳聋、视力模糊，以及慢性支气管炎、子宫脱垂、脱肛、习惯性流产、崩漏、功能性低热等见有上述症状者。

（三）四物汤（《仙授理伤续断秘方》）

【组成】

熟地12 g，当归9 g，白芍9 g，川芎6 g。

【用法】

水煎服。

【功用】

补血和血，调经化瘀。

【主治】

营血虚滞证。心悸失眠，头晕目眩，面色无华，妇人月经不调，经量少或闭经，舌淡，脉细弦或细涩。

【方解】

本方是治疗营血亏虚，血行不畅的常用方剂。方中当归补血养肝，和血调经为君；熟地黄滋阴补血为臣；白芍药养血柔肝和营为佐；川芎活血行气，畅通气血为使。四味合用，补而不滞，滋而不腻，养血活血，可使营血调和。

【运用】

1.证治要点

本方是中医补血、养血的经典方药，临床应用以心悸头晕、面色无华、舌淡、脉细为辨证要点。

2.现代运用

本方主要用于妇科月经不调、胎产疾病，还可用于荨麻疹、扁平疣等慢性皮肤病、骨伤科疾病、神经性头痛等属营血虚滞，脏腑形体失濡者。

（四）归脾汤（《正体类要》）

【组成】

白术、当归、茯苓、黄芪、远志、龙眼肉、炒酸枣仁各3 g，人参6 g，木香1.5 g，炙甘草1g。

【用法】

加生姜、大枣，水煎服。

【功用】

益气补血，健脾养心。

【主治】

1.心脾气血两虚证

心悸怔忡，健忘失眠，盗汗，体倦食少，面色萎黄，舌淡、苔薄白，脉细弱。

2.脾不统血证

便血，皮下紫癜，妇女崩漏，月经超前，量多色淡，或淋漓不止，舌淡，脉细弱。

【方解】

本方治证是因心脾两虚，气血不足所致，心藏神而主血，脾主思而统血，思虑劳倦过度，损伤心脾。脾胃为气血生化之源，脾虚则气衰血少，心无所养，不能藏神，故心悸怔忡，健忘失眠，体倦食少，舌淡、苔薄白，脉细弱。脾气虚则统摄无权，故便血，皮下紫癜，妇女崩漏下血等。治宜益气补血与健脾养心兼顾。方中黄芪甘微温，补脾益气；龙眼肉甘温，既能补脾气，又能养心血，共为君药。人参、白术甘温补气，与黄芪相配，加强补脾益气之功；当归甘辛微温，滋养营血，与龙眼肉相伍，增加补心养血之效，均为臣药。茯神、酸枣仁、远志宁心安神；木香理气醒脾，与补气养血药配伍，使之补不碍胃，补而不滞，俱为佐药。张璐："减食者，以其纯阴无阳，不能输化药力故耳。"（《古今名医方论》）炙甘草补气健脾，调和诸药，为使药。用法中加姜、枣调和脾胃，以滋生化。本方的配伍特点，一是心脾同治，重点在脾，使脾旺则气血生化有源。方名"归脾"，意即在此。二是气血并补，但重用补气，意在生血。方中黄芪配当归，寓当归补血汤之意，使气旺则血自生，血足则心有所养。

【运用】

1.证治要点

本方是治疗心脾气血两虚证的常用方。临床应用以心悸失眠，体倦食少，便血或崩漏，舌淡，脉细弱为辨证要点。

2.现代运用

本方用于胃及十二指肠溃疡出血、功能性子宫出血、再生障碍性贫血、血小板减少性紫癜、神经衰弱、心脏病等属心脾两虚及脾不统血者。

（五）生脉饮（《医学启源》）

【组成】

人参、麦门冬各9 g，五味子6 g。

【用法】

水煎服。

【功用】

益气生津，敛阴止汗。

【主治】

1.温热、暑热，耗气伤阴证

汗多神疲，体倦乏力，气短懒言，咽干口渴，舌干红少苔，脉虚数。

2.久咳伤肺，气阴两虚证

干咳少痰，短气自汗，口干舌燥，脉虚细。

【方解】

本方所治为温热、暑热之邪，耗气伤阴，或久咳伤肺，气阴两虚之证。温暑之邪袭人，热蒸汗泄，最易耗气伤津，导致气阴两伤之证。肺主皮毛，暑伤肺气，卫外失固，津液外泄，故汗多；肺主气，肺气受损，故气短懒言、神疲乏力；阴伤而津液不足以上承，则咽干口渴。舌干红少苔，脉虚数或虚细，乃气阴两伤之象。咳嗽日久伤肺，气阴不足者，亦可见上述征象，治宜益气养阴生津。方中人参甘温，益元气，补肺气，生津液，是为君药。麦门冬甘寒养阴清热，润肺生津，用以为臣药。人参、麦冬合用，则益气养阴之功益彰。五味子酸温，敛肺止汗，生津止渴，为佐药。三药合用，一补一润一敛，益气养阴，生津止渴，敛阴止汗，使气复津生，汗止阴存，气充脉复，故名"生脉"。《医方集解》曰："人有将死脉绝者，服此能复生之，其功甚大。"至于久咳肺伤，气阴两虚证，取其益气养阴，敛肺止咳，令气阴两复，肺润津生，诸症可平。

【运用】

1.证治要点

本方是治疗气阴两虚证的常用方，临床应用以体倦，气短，咽干，舌红，脉虚为辨证要点。

2.现代运用

本方常用于肺结核、慢性支气管炎、神经衰弱所致咳嗽和心烦失眠，以及心脏病心律不齐属气阴两虚者。

（六）六味地黄丸（《小儿药证直诀》）

【组成】

熟地黄24 g，山茱萸12 g，山药12 g，牡丹皮10 g，泽泻10 g，茯苓10 g。

【用法】

口服。大蜜丸每次1丸，每日2次。也可作汤剂水煎服。

【功用】

滋阴补肾。

【主治】

肾阴不足证。症见腰膝酸软，头晕目眩，耳鸣耳聋，盗汗，遗精，潮热，消渴，舌红少苔，脉细数等。

【方解】

此为补阴之主方，补五脏之阴以纳于肾也。方中熟地黄为滋阴补肾，填精益髓，为君药。山茱萸补养肝肾，并能涩精，取"肝肾同源"之意；山药补益脾阴，亦能固肾，共为臣药。三药配合，肾肝脾三阴并补，是为"三补"，但熟地黄用量是山茱萸与山药之和，故仍以补肾为主。泽泻利湿而泄肾浊，并能减熟地黄之滋腻；茯苓淡渗脾湿，并助山药之健运，与泽泻共泄肾浊，助真阴得复其位；丹皮清泄虚热，并制山茱萸之温涩。三药称为"三泄"，均为佐药。六味合用，三补三泻，其中补药用量重于"泻药"，是以补为主；肝、脾、肾三阴并补，以补肾阴为主，这是本方的配伍特点。

【运用】

1.证治要点

本方作为滋补肝肾之阴的代表方，临床应用以腰膝酸软、头晕目眩、口燥咽干、舌红少苔、脉沉细数为辨证要点。

2.现代运用

本方可用于治神经衰弱，慢性肾炎，高血压病，肺结核，糖尿病，尿崩症，甲亢，以及妇科、儿科、五官科等多种慢性疾病过程中出现肾阴虚见证者。

（七）肾气丸（《金匮要略》）

【组成】

干地黄240 g，山药、山茱萸各120 g，泽泻、茯苓、牡丹皮各90 g，桂枝、炮附子各30 g。

【用法】

将药物混合研细，炼蜜和丸，每丸重9 g，早、晚各服1丸，温开水送下。或根据原方用量比例酌情增减，水煎服。

【功用】

温补肾阳。

【主治】

肾阳不足证。症见腰酸脚软，肢体畏寒，下半身常有冷感，少腹拘急，小便不利，或小便反多，舌质淡而胖、苔薄白不燥，尺脉沉细及痰饮喘咳，水肿脚气，消渴，久泄。

【方解】

方中重用生地黄滋补肾阴为君药，山茱萸、山药补肝脾而益精血，辅助地黄滋补肾中之阴。又加附子温补命门之火，桂枝温补阳气，二药辛热入肾，又于水中补火，温助肾中阳气，升发少火，鼓舞肾气，滋阴药居多，温阳药较轻，其立方之旨，即取"少火生气"之义，而非峻补。正如柯琴所言："此肾气丸纳桂、附于滋阴剂中十倍之一，意不在补火，而在微微生火，即生肾气也。"若桂附量大，则化燥化火，伤阳食气，变生他证。佐以泽泻、茯苓，渗湿泄浊道，加之桂、附，温阳化气以作动力，则更能祛水湿，消阴翳。丹皮清泻药于补中寓泻，使邪去，则补乃得力，并防滋阴药之腻滞。诸药合用，温滋而不腻，使肾阳抗奋，气化复常，则诸症自除。

【运用】

1.证治要点

本方为温补肾阳的常用代表方，临床应用以腰痛脚软、小便不利或反多，舌淡而胖，脉虚弱而尺部沉细为证治要点。

2.现代运用

现用于糖尿病、甲状腺功能低下、慢性肾炎、肾上腺皮质功能减退及支气管哮喘等属于肾阳不足者。

其他常用补益方见表4-12。

表4-12 其他常用补益方

方名	组成	功效	应用
六君子汤	四君子汤加陈皮、半夏	益气健脾、燥湿化痰	脾胃气虚兼痰湿证
玉屏风散	黄芪、白术、防风	益气固表止汗	表虚自汗证
当归补血汤	黄芪、当归	补气生血	血虚发热证
八珍汤	人参、白术、茯苓、甘草、当归、熟地黄、白芍、川芎、熟地黄、山药、山茱萸、枸杞子	益气补血	气血两虚证
左归丸	菟丝子、鹿角胶、龟板胶、川牛膝	滋阴补肾、填精益髓	真阴不足证
一贯煎	生地黄、枸杞子、北沙参、当归身、麦冬、川楝子	滋阴疏肝	肝肾阴虚，血燥气郁证
右归丸	熟地黄、山药、菟丝子、鹿角胶、杜仲、山茱萸、枸杞子、当归、附子、肉桂	温补肾阳、填精益髓	肾阳不足、命门火衰证

五、理血剂

凡以理血药为主组成，具有活血化瘀或止血作用，治疗瘀血和出血证的方剂，统称理血剂。

理血剂主要适用于血分病变，血病不外乎血虚、血瘀、出血。因此理血剂包括活血祛瘀和止血两类。

运用活血化瘀剂时，应适当配伍理气药，以增强行血化瘀之效；活血化瘀剂易伤血、动血，不可久用，体虚者，应配养血益气之品以扶正；对有出血宿疾者或妇女月经过多，孕妇等，需慎用。运用止血剂，要避免止血留瘀，可酌配化瘀止血药；急性出血，宜止血为先，急治其标；慢性失血，宜着重治本或标本兼顾。

（一）血府逐瘀汤（《医林改错》）

【组成】

桃仁12 g，红花、当归、生地黄、牛膝各9 g，川芎、桔梗各5 g，赤芍、枳壳各6 g，柴胡、甘草各3 g。

【用法】

水煎服。

【功用】

活血化瘀，行气止痛。

【主治】

胸中血瘀证。胸痛，头痛，日久不愈，痛如针刺而有定处或呃逆日久不止，或饮水即呛，干呕，或内热瞀闷，或心悸怔忡，失眠多梦，急躁易怒，入暮潮热，唇暗或两目暗黑，舌质暗红，或舌有瘀斑、瘀点，脉涩或弦紧。

【方解】

本方主治诸症皆为瘀血内阻胸部，气机郁滞所致。治宜活血化瘀，兼以行气止痛。方中桃仁破血行滞而润燥，红花活血祛瘀以止痛，共为君药。赤芍、川芎助君药活血祛瘀；牛膝活血通经，祛瘀止痛，引血下行，共为臣药。生地黄、当归养血益阴，清热活血；桔梗、枳壳，一升一降，宽胸行气；柴胡疏肝解郁，升达清阳，与桔梗、枳壳同用，尤善理气行滞，使气行则血行，以上均为佐药。桔梗并能载药上行，兼有使药之用；甘草调和诸药，亦为使药。全方配伍，特点有三：一为活血与行气相伍，既行血分瘀滞，又解气分郁结；二是祛瘀与养血同施，则活血而无耗血之虑，行气又无伤阴之弊；三为升降兼顾，既能升达清阳，又可降泄下行，使气血和调。合而用之，使血活瘀化气行，则诸症可愈，为治胸中血瘀证之良方。

【运用】

1.证治要点

本方广泛用于因胸中瘀血而引起的多种病症。临床应用以胸痛，头痛，痛有定处，舌暗红或有瘀斑，脉涩或弦紧为辨证要点。

2.现代应用

本方常用于冠心病心绞痛、风湿性心脏病、胸部挫伤及肋软骨炎之胸痛，以及脑血栓形成、高血压病、高脂血症、血栓闭塞性脉管炎、神经官能症、脑震荡后遗症之头痛、头晕等属瘀阻气滞者。

（二）补阳还五汤《医林改错》

【组成】黄芪120 g，赤芍5 g，当归尾、地龙、川芎、红花、桃仁各3 g。

【用法】

水煎服。

【功用】

补气，活血，通络。

【主治】

气虚血瘀之卒中（中风）后遗症。半身不遂，口眼㖞斜，语言謇涩，口角流涎，小便频数或遗尿失禁，舌暗淡、苔白，脉缓无力。

【方解】

本方证由中风之后，正气亏虚，气虚血滞，脉络瘀阻所致。以气虚为本，血瘀为标，即王清任所谓"因虚致瘀"。治当以补气为主，活血通络为辅本方重用生黄芪，补益元气，意在气旺则血行，瘀去络通，为君药。当归尾活血通络而不伤血，为臣药。赤芍、川芎、桃仁、红花协同当归尾以活血祛瘀；地龙通经活络，力专善走，周行全身，以行药力，亦为佐药。合而用之，则气旺、瘀消、络通，诸症向愈。全方的配伍特点是：重用补气药与少量活血药相伍，使气旺血行以治本，祛瘀通络以治标，标本兼顾；且补气而不壅滞，活血又不伤正。

【运用】

1.证治要点

本方既是益气活血法的代表方，又是治疗卒中后遗症的常用方。临床应用以半身不遂，口眼㖞斜，舌暗淡、苔白，脉缓无力为辨证要点。

2.现代运用

本方常用于脑血管意外后遗症、冠心病、小儿麻痹后遗症，以及其他原因引起的偏瘫、截瘫，或单侧上肢、下肢痿软等属气虚血瘀者。

（三）十灰散（《十药神书》）

【组成】

大蓟、小蓟、荷叶、侧柏叶、白茅根、茜草、栀子、大黄、牡丹皮、棕榈皮各9g。

【用法】

上药各烧炭存性，为末，藕汁或萝卜汁磨京墨适量调服，每次15g，食后服下。亦可作汤剂，水煎服，用量按原方比例酌定。

【功用】

凉血止血。

【主治】

血热妄行之上部出血证。呕血、吐血、咯血、嗽血、衄血等，血色鲜红，来势急暴，舌红，脉数。

【方解】

本方主治上部出血诸症乃火热炽盛，气火上冲，损伤血络，离经妄行所致。治宜凉血止血。方中大蓟、小蓟性味甘凉，长于凉血止血，且能祛瘀，是为君药。荷叶、侧柏叶、白茅根、茜草皆能凉血止血，棕榈皮收涩止血，与君药相配，既能增强澄本清源之力，又有塞流止血之功，皆为臣药。血之所以上溢，是由于气盛火旺，故用栀子、大黄清热泻火，使邪热从大小便而去，使气火降而助血止，是为佐药；重用凉降涩止之品，恐致留瘀，故以牡丹皮配大黄凉血祛瘀，使止血而不留瘀，亦为佐药。用法中用藕汁和萝卜汁磨京墨调服，藕汁能清热凉血散瘀，萝卜汁降气清热以助止血，京墨有收涩止血之功，皆属佐药之用。诸药炒炭存性，亦可加强收敛止血之力。全方集凉血、止血、清降、祛瘀诸法于一方，但以凉血止血为主，使血热清，气火降，则出血自止。实乃急救止血良方。

【运用】

1.证治要点

本方为主治血热妄行所致的各种上部出血证的常用方。临床应用以血色鲜红，舌红苔黄，脉数为辨证要点。

2.现代运用

本方常用于上消化道出血、支气管扩张及肺结核咯血等属血热妄行者。

其他常用理血方见表4-13。

表4-13　其他常用理血方

方名	组成	功效	应用
复元活血汤	柴胡、桃仁、天花粉、当归、红花、炮穿山甲、酒大黄、甘草	活血祛瘀，疏肝通络	跌打损伤，瘀滞胁痛证
失笑散	五灵脂、蒲黄	活血祛瘀，散结止痛	血瘀诸痛证
丹参饮	丹参、檀香、砂仁、吴茱萸、麦冬、当归、白芍	活血祛瘀，行气止痛	血瘀气滞诸痛
温经汤	川芎、人参、阿胶、桂枝、牡丹皮、半夏、生姜、甘草	温经散寒，养血祛瘀	冲任虚寒，瘀血阻滞证
生化汤	当归、川芎、桃仁、炮姜、炙甘草	化瘀生新，温经止痛	产后瘀血腹痛
活络效灵丹	当归、丹参、乳香、没药	活血祛瘀，通络止痛	气血凝滞证
桂枝茯苓丸	桂枝、茯苓、桃仁、牡丹皮	活血化瘀，缓消症块	瘀阻胞宫证
咯血方	青黛、诃子、瓜蒌仁、海粉、山栀子	清肝宁肺，凉血止血	肝火犯肺之咯血证
小蓟饮子	生地黄、小蓟、滑石、木通、炒蒲黄、藕节、淡竹叶、当归、栀子、炙甘草	凉血止血，利水通淋	热结下焦之血淋
槐花散黄土汤	炒槐花、炒柏叶、荆芥穗、炒枳壳	清肠止血，疏风行气	热结下焦之血淋肠风脏毒下血
黄土汤	灶心土、干地黄、白术、炮附子、阿胶、黄芩、甘草	温阳健脾，养血止血	阳虚出血

六、治风剂

凡是由辛散祛风或熄风止痉等药物为主组成，具有疏散外风或平息内风等作用，以治疗风证的方剂，统称治风剂。风病范围比较广泛，根据风的来源，可概括为外风、内风两大类。外风是风从外入，留于人体头面、肌表、经络、筋骨、关节等处，治宜疏散外风；内风是脏腑功能失调，风从内生所致，治宜平息内风。针对外风、内风，分别选用疏散外风或平息内风法；辨明外风是否引动内风，内风是否兼夹外风；风邪不能独伤人，多夹寒热湿燥痰，故当灵活加减；疏风药多温燥，易伤津动火。

（一）川芎茶调散（《太平惠民和剂局方》）

【组成】

薄荷24 g，川芎、荆芥各12 g，细辛3 g，防风5 g，白芷、羌活、炙甘草各6 g。

【用法】

共为细末，每次6 g，饭后清茶调服。亦可作汤剂，用量按原方比例酌定。

【功用】

疏风止痛。

【主治】

外感风邪头痛。偏正头痛，或巅顶作痛，目眩鼻塞，或恶风发热，舌苔薄白，脉浮。

【方解】

本方所治头痛，为外感风邪所致。外风宜散，故当疏散风邪以止头痛。方中川芎辛温香窜，为血中气药，上行头目，为治诸经头痛之要药，善于祛风活血而止头痛，长于治少阳、厥阴经头痛（头顶或两侧头痛），为君药。薄荷、荆芥辛散上行，以助君药疏风止痛，共为臣药。其中薄荷用量独重，以其之凉，可制诸风药之温燥，又能兼顾风为阳邪，易于化热化燥之特点。羌活、白芷疏风止痛，其中羌活长于治太阳经头痛（后脑连项痛），白芷长于治阳明经头痛（前额及眉棱骨痛）；细辛祛风止痛，善治少阴经头痛（脑痛连齿），并能宣通鼻窍；防风辛散上部风邪。上述诸药，协助君、臣药以增强疏风止痛之功，共为方中佐药。甘草益气和中，调和诸药为使。服时以茶清调下，取其苦凉轻清，清上降下，既可清利头目，又能制诸风药之过于温燥与升散，使升中有降，亦为佐药之用。综观本方，集众多辛散疏风药于一方，升散中寓清降，疏风止痛而不温燥。

【运用】

1.证治要点

本方是治疗外感风邪头痛之常用方。临床应用以头痛，鼻塞，舌苔薄白，脉浮为辨证要点。

2.现代运用

本方常用于感冒头痛、偏头痛、血管神经性头痛、慢性鼻炎头痛等属于风邪所致者。

（二）镇肝熄风汤（《医学衷中参西录》）

【组成】

怀牛膝、生赭石各30 g，生龙骨、生牡蛎、生龟板、白芍、玄参、天冬各15 g，川楝子、生麦芽、茵陈各6 g，甘草4.5 g。

【用法】

水煎服。

【功用】

镇肝熄风，滋阴潜阳。

【主治】

类中风（卒中）。头目眩晕，目胀耳鸣，脑部热痛，面色如醉，心中烦热，或时常噫气，或肢体渐觉不利，口眼渐形㖞斜；甚或眩晕颠仆，昏不知人，移时始醒，或醒后不能复原，脉弦长有力。

【方解】

本方所治之类中风，以肝肾阴虚为本，肝阳上亢，气血逆乱为标，但以标实为主。治以镇肝熄风为主，佐以滋养肝肾。方中怀牛膝归肝肾经，入血分，性善下行，故重用以引血下行，并有补益肝肾之效为君。代赭石之质重沉降，镇肝降逆，合牛膝以引气血下行，急治其标；龙骨、牡蛎、龟板、白芍益阴潜阳，镇肝熄风，共为臣药。玄参、天冬下走肾经，滋阴清热，合龟板、白芍滋水以涵木，滋阴以柔肝；肝为刚脏，性喜条达而恶抑郁，过用重镇之品，势必影响其条达之性，故又以茵陈、川楝子、生麦芽清泄肝热，疏肝理气，以遂其性，以上俱为佐药。甘草调和诸药，合生麦芽能和胃安中，以防金石、介类药物碍胃为使。全方重用潜镇诸药，配伍滋阴、疏肝之品，共成标本兼治，而以治标为主的良方。

【运用】

1.证治要点

本方是治疗类中风之常用方。无论是中风之前，还是中风之时，抑或中风之后，皆可运用。临床应用以头目眩晕，脑部热痛，面色如醉，脉弦长有力为辨证要点。

2.现代运用

本方常用于高血压、脑血栓形成、脑出血、血管神经性头痛等属于肝肾阴虚，肝风内动者。

其他常用治风方见表4-14。

表4-14 其他常用治风方

方名	组成	功效	应用
大秦艽汤	秦艽、川芎、当归、白芍、生地黄、熟地黄、茯苓、独活、羌活、细辛、防风、白芷、白术、石膏、甘草、黄芩	祛风清热，养血活血	风邪初中经络
小活络丹	川乌、草乌、地龙、天南星、乳香、没药	疏风除湿，化痰，活血通络	风寒湿痹
牵正散	白附子、僵蚕、全蝎、当归、生地黄、防风、蝉蜕、知母	祛风化痰，通络止痉	风中头面经络
消风散	胡麻、荆芥、苍术、牛子、苦参、木通、石膏、甘草	疏风养血，清热除湿	风疹、湿疹
羚角钩藤汤	羚羊角、霜桑叶、川贝母、菊花、甘草、茯神、钩藤、白芍、生地黄、竹茹	凉肝息风，增液舒筋	肝热生风证

方名	组成	功效	应用
天麻钩藤汤	钩藤、天麻、川牛膝、石决明、栀子、黄芩、杜仲、益母草、桑寄生、夜交藤、茯神	平肝息风，清热活血，补益肝肾	肝风上扰证
大定风珠	麻仁、五味子、阿胶、生龟板、生牡蛎、生鳖甲、生白芍、干地黄、麦冬、炙甘草、鸡子黄	滋阴息风	阴虚风动证

七、驱虫剂

凡以驱虫药物为主组成，具有驱虫或杀虫等作用，用于治疗人体寄生虫病的方剂，统称为驱虫剂。

驱虫剂主要用于驱杀寄生在人体消化道内的蛔虫、蛲虫、绦虫、钩虫等。

服驱虫剂应忌油腻食物，并以空腹为宜；驱虫药大多有毒，用量不宜过大；有些驱虫药有攻伐作用，年老体弱、孕妇等应慎用或禁用。

（一）乌梅丸（《伤寒论》）

【组成】乌梅30 g，干姜9 g，黄连、附子、桂枝、当归、人参、黄柏各6 g，蜀椒5 g，细辛3 g。

【用法】

蜜丸，每服9g，每日2次，空腹温开水送下。亦可水煎服。

【功用】

温脏安蛔。

【主治】

脏寒蛔厥证。脘腹阵痛，烦闷呕吐，时发时止，得食则吐，甚则吐蛔，手足厥冷；或久泻久痢。

【方解】

本方证多因胃热肠寒，蛔虫上扰所致。蛔得酸则静，得辛则伏，得苦则下。方中乌梅味酸，安蛔止痛为君药。蜀椒、细辛辛温，伏蛔温脏；黄连、黄柏苦寒，下蛔清热，共为臣药。附子、桂枝、干姜温脏祛寒，以辛伏蛔；当归、人参补养气血，均为佐药。以蜜为丸，甘缓和中，为使药。本方的配伍特点是酸苦辛并进，寒热并用，邪正兼顾。

【运用】

1.证治要点

本方为治疗脏寒蛔厥证的常用方。临床应用以腹痛时作，烦闷呕吐，常自吐蛔，手足厥冷为辨证要点。

2.现代运用

本方常用于治疗胆道蛔虫症、慢性菌痢、慢性胃肠炎、结肠炎等证属寒热错杂，气血虚弱者。

其他常用驱虫方见表4-15。

表4-15　其他常用驱虫方

方名	组成	功效	应用
肥儿丸	神曲、麦芽、槟榔、使君子、木香、黄连、肉豆蔻	健脾消食、清热驱虫	小儿虫积成疳、脾虚内热证
化虫丸	胡粉、鹤虱、槟榔、苦楝皮、白矾	驱虫	肠道虫积证

第五章　中药前处理技术

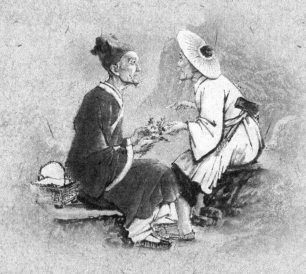

第一节 粉碎技术

一、粉碎的含义与目的

粉碎系指借机械力或其他适宜方法将大块固体物质碎成规定细度的操作过程。

粉碎的目的：①增加药物的表面积，促进药物的溶解与吸收，提高药物的生物利用度；②便于调剂和服用；③加速饮片中有效成分的浸出；④便于制备多种剂型，如混悬剂、散剂、片剂、丸剂等。

二、粉碎的基本原理

固体药物的粉碎过程，一般是借助机械力破坏物质分子间的内聚力，使大块药物变成小颗粒，表面积增大，即将机械能转变成表面能的过程。

极性晶体物质如生石膏、硼砂均具有相当的脆性，较易粉碎，粉碎时一般沿晶体的结合面碎裂成小晶体；非极性晶体物质如樟脑、冰片等则脆性差，当施加一定的机械力时，易产生变形而阻碍了它们的粉碎，通常可加入少量挥发性液体，当液体渗入固体分子间的裂隙时，由于能降低其分子间的内聚力，使晶体易从裂隙处分开；非晶体药物如树脂、树胶等具有一定的弹性，粉碎时一部分机械能用于引起弹性变形，最后变为热能，因而降低粉碎效率，一般可通过降低温度（0℃左右）来增加非晶体药物的脆性，以利粉碎；薄壁组织的饮片，如花、叶与部分根茎易于粉碎；对于不溶于水的药物如朱砂、珍珠等可在大量水中，利用颗粒的重量不同，细粒悬浮于水中，而粗粒易于下沉、分离，得以继续粉碎；木质及角质结构的饮片则不易粉碎；含黏性或油性较大的饮片以及动物的筋骨、甲等都需适当处理后才能粉碎。

植物饮片性质复杂，且含有一定量的水分（一般为9%~16%），具有韧性，难以粉碎。其所含水分越少，则饮片越脆，越有利于粉碎，故应在粉碎前依其特性进行适当干燥。

药物经粉碎后表面积增加，引起表面能增加，故不稳定，已粉碎的粉末有重新聚结的倾向。当不同药物混合粉碎时，一种药物适度地掺入另一种药物中间，使分子内聚力减小，粉末表面能降低而减少粉末的再聚结。黏性与粉性药物混合粉碎，也能缓解其黏性，有利于粉碎。

为了使机械能尽可能有效地用于粉碎过程，应将已达到要求细度的粉末及时分离移去，使粗粒有充分机会接受机械能，提高粉碎效率，同时也避免产生过细粉末。

三、粉碎技术

（一）单独粉碎与混合粉碎

1.单独粉碎

系将一味药料单独进行粉碎处理。贵重细料药（牛黄、羚羊角等）、刺激性、毒性药物（如蟾酥、马钱子、雄黄等）以及易引起爆炸的氧化性、还原性药物（如硫黄、火硝、雄黄等）必须单独粉碎。有些粗料药，如乳香、没药因含大量树脂，多在低温条件下单独粉碎成细粉。

2.混合粉碎

系将性质及硬度相似的数味药料掺和进行粉碎。这样既可避免黏性药物单独粉碎的困难，又可使粉碎与混合操作同时进行。

处方中含糖较多的黏性药物熟地、桂圆肉、天冬、麦冬等，黏性大，吸湿性强，如果在处方中比例量较大，可采用"串料法"或"串研法"处理；先将处方中其他药物粉碎成粗末，然后在此粗末中陆续掺入黏性药物，再行粉碎，其间黏性药物在粉碎过程中及时被粗末分散并吸附，使粉碎与过筛顺利进行。

含脂肪油较多的药物，如核桃仁、黑芝麻、杏仁、苏子、柏子仁等，且比例量较大，可用"串油法"处理：先将油性药物捣成稠糊状或不捣，再与已粉碎的其他药物细粉掺研粉碎，这样药粉可及时将油吸收，利于粉碎和过筛。

蒸罐系指药料经蒸煮后与处方中其他药物掺和，干燥，再进行粉碎的方法。适用于乌鸡、鹿肉等新鲜动物药，以及一些需蒸制的植物药，如地黄、何首乌等。这样可使药料由生变熟，增加温补功效，同时药料经蒸煮、干燥后便于粉碎。

（二）干法粉碎与湿法粉碎

1.干法粉碎

系指将药物适当干燥，使药物中的水分降至一定限度（一般应小于5%）再粉碎的方法。除特殊中药外，一般饮片均采用干法粉碎。

2.湿法粉碎

系指往药物中加入适量水或其他液体一起研磨粉碎的方法（即加液研磨法）。通常选用药物遇湿不膨胀，两者不起变化，不妨碍药效的液体。

湿法粉碎是因水或其他液体以小分子渗入药物颗粒的裂隙，减少其分子间的引力而利于粉碎；对某些刺激性或毒性较强的药物，用此法可避免粉尘飞扬。如粉碎樟脑、冰片、薄荷脑等常加入少量挥发性液体（如乙醇）研磨；粉碎麝香时常加入少量水，俗称"打潮"，使更易研碎。对冰片和麝香两药粉碎时有个原则：即"轻研冰片，重研麝香"。朱砂、雄黄、珍珠、炉甘石等难溶于水的药料常采用"水飞法"，即将药物与水置乳钵或球磨机中研磨，将混悬的细粉倾泻出来，余下的药物再加水反复研磨，倾泻，直至全部研细为止，再将研得的混悬液合并，将沉淀得到的湿粉干燥，研散，过筛，即得极细粉。

（三）低温粉碎

低温粉碎系指药料或粉碎机进行冷却的粉碎方法。低温时物料脆性增加，易于粉碎，是一种粉碎的新方法。其特点：①适用于在常温下粉碎困难的物料，软化点低、熔点低及热可塑性物料，如树脂、树胶、干浸膏等；②含水、含油虽少，但富含糖分，具一定黏性的药物也可低温粉碎；③可获得更细粉末；④能保留挥发性成分。

低温粉碎有4种方法：①物料先行冷却或在低温条件下，迅速通过粉碎机粉碎；②粉碎机壳通入低温冷却水，在循环冷却下进行粉碎；③待粉碎的物料与干冰或液化氮气混合后再进行粉碎；④综合运用上述冷却方法进行粉碎。

（四）超细粉碎

超细粉碎系指采用机械力或流体动力将药材粉碎至微米甚至纳米级微粉的方法。超细粉碎技术是20世纪60年代末发展起来的一门高新技术，也是古老粉碎技术的新应用和发展。目前有不同表述，如"超细技术"或"超微技术"或"微粉技术"等。

在药剂学中超细粉碎系指用粉碎器械将药物粉碎，使之粒径在5μm不同学科、领域或国家规定不同，如或3μm或10μm以下，以增大表面积，加快溶解速度，提高生物利用度，达到提高疗效目的的一种新技术。根据超细粉体大小通常分为纳米级、亚微米级以及微米级粉体。粒径为1~100nm的称为纳米粉体；粒径为100~1000nm的称为亚微米粉体；粒径大于1μm的称为微米粉体。

目前，对粉碎技术和设备的开发、研究及应用非常之多。超细粉碎的关键是方法、技术和设备，以及粉碎后的粉体分级，换句话说，不仅要求粉体极细，而且其粒径分布范围要窄。通常采用的器械主要有流能磨、球磨机、胶体磨、微化器等。

四、粉碎设备

（一）常规粉碎设备

1.锤击式粉碎机

由钢壳、钢锤、筛板、回转盘等部分构成，是以锤击作用为主的粉碎机械。操作时，物料由加料斗进入钢壳的粉碎室，固定在回转盘上的钢锤因高速旋转产生的离心作用而挺立，药材也因受离心抛射被高速旋转的钢锤冲击、剪切、摩擦等综合作用而粉碎。锤击式粉碎机适用于粉碎难以粉碎的纤维性、高韧性物料和高硬度物料。

2.柴田式粉碎机

在各类粉碎机中它的粉碎能力最大，是中药生产普遍使用的粉碎机。

柴田式粉碎机由机壳、打板和装在动力轴上的甩盘、挡板、风扇及分离器等部件组成。物料从加料斗进入粉碎室时，由高速旋转的锤头的冲击和剪切作用以及被抛向衬板的撞击等作用而被粉碎，细料通过筛板出料，粗料继续被粉碎。物料的粉碎粒度可由打板的形状、大小、转速以及筛网的目数来调节。柴田式粉碎机对物料的作用力以冲击力为主，适用于脆性、韧性物料等，应用广泛，有"万能粉碎机"之称。

3.万能磨粉机

在高速旋转的转盘上固定有若干圈冲击柱，与转盘相对应的固定盖上也固定有若干圈冲击柱。物料从加料斗加入，由固定板中心轴向进入粉碎机，由于离心作用从中心部位被甩向外壁的过程中受到冲击柱的撞击伴以撕裂、研磨而粉碎，最后物料达到转盘外壁环状空间，细粒由底部的筛孔出料，粗粉在机内重复粉碎。粉碎程度与盘上固定的冲击柱的排列方式有关。适用于粉碎多种结晶性和纤维性物料。但粉碎过程中会发热，故不宜用于粉碎含大量挥发性成分及黏性或遇热发黏的物料。

4.球磨机

球磨机主要由球罐、圆球、轴承及动力装置组成。不锈钢球罐固定在轴承上，罐内装有物料及圆球。启动动力装置，球罐转动时，研磨介质由于受到离心力的作用，在筒体内旋转摩擦，当上升到一定高度时，圆球因重力作用自由落下，借助圆球落下时的撞击、劈裂作用以及球与球之间、球与球罐壁之间的研磨、摩擦从而达到粉碎物料的目的。

球磨机要有适当的转速才能获得良好的粉碎效果。当球罐的转速比较小时，由于球罐内壁与圆球间的摩擦作用，将圆球依旋转方向带上，然后沿罐壁滚下，此时主要发生研磨作用，粉碎效果不理想；球罐的转速加大，则离心力增加，圆球的上升角随之增大，圆球下落，此时介质不仅产生研磨作用，更重要的是产生强烈的撞击作用，此时，粉碎效率最高；若再增大球罐的转速，则产生的离心力更大，甚至超过圆球的重力，则球紧贴于罐壁随球罐旋转，介质无撞击作用，摩擦作用也很小，因此不能粉碎物料。

除转速外，影响球磨机粉碎效果的因素还有圆球的大小、重量、硬度、大小配比、数量及被粉碎药物的颗粒数量和性质等。圆球必须有足够的重量和硬度，保证在一定高度落下时有相当的击碎力。圆球的直径一般不小于65cm，是被粉碎物料大小的5~10倍。数目不宜太多或太少，通常是圆球总体积占球罐全容积的1/3。

球磨机适用于粉碎结晶性药物（如朱砂、矾类等）、树胶（桃胶、阿拉伯胶等）、树脂（如松香、乳香、没药等）及某些植物药物（如儿茶等）；对刺激性药物（如蟾酥、芦荟等）可防止粉尘飞扬；对吸湿性强的药物（如浸膏等）可防止吸潮；对具有挥发性的药物（如麝香等）可防止成分挥发；对贵细药物（如羚羊角、鹿茸等）及遇铁不稳定药物可改用瓷质球磨机进行粉碎。

球磨机可在无菌条件下操作，密闭无粉尘飞扬。不仅可进行干法粉碎，又可进行湿法粉碎（如水飞朱砂、雄黄、炉甘石等）。但是，球磨机消耗能量大，需间歇操作，加卸物料麻烦，粉碎时间较长，效率低，噪声大。

5.流能磨

流能磨又称超音速内循环气流粉碎机，它利用高速气流（空气、蒸汽或惰性气体）（100～180m/s）带动粉体运动，粉粒之间及粉粒与室壁之间产生强烈碰撞使粉粒被粉碎；还可利用气流的分级作用，将合格的细粉带出流能磨。所得细粉粒径大部分在1以下。此机无活动部件，似空心轮胎，高压气流以约200kPa的压力自底部喷嘴喷入，迅速膨胀变为高速或超音速气流在机内高速上升到分级器，微粉由气流带出并进入收集器中，颗粒大而重的部分分离向下重返粉碎室继续粉碎。

流能磨在粉碎过程中，由于气流在粉碎室中膨胀时有一定的冷却效应，粉碎的物料温度不会升高，所以本法适用于抗生素、酶、低熔点或其他对热敏感的药物的粉碎，且在粉碎过程中就进行分级，可得到5以下的微粉。

6.振动磨

系利用研磨介质（球形、柱形、棒形）在振动磨筒体内做高速振动而产生冲击、摩擦、剪切等作用，将物料磨细的一种粉碎设备。物料和研磨介质装入弹簧支承的筒体内，由偏心块激振装置驱动筒体做圆周运动，通过研磨介质本身的高频振动、自转运动及旋转运动，使研磨介质之间、研磨介质与筒体内壁之间产生强烈的冲击、摩擦、剪切等作用而使物料被粉碎。振动磨也可以干法或湿法粉碎工作，与球磨机相比，其粉碎比高，粉碎时间短，可连续操作，可通过调节振动频率而进行超细粉碎。

（二）粉碎原则

粉碎原则如下：①粉碎过程保持药物组成和药理作用不变；②根据应用目的和药物剂型控制粉碎程度；③粉碎过程中注意及时过筛，避免部分药物粉碎过细，且可提高效率；④饮片应按处方量全部粉碎应用，较难粉碎部分（叶脉、纤维等）要再粉碎，不应随意丢弃。

（三）粉碎机使用保养

①开机前，先进行安全性检查；②开机后，待运转稳定后再加料；③检查是否夹杂有硬物，尤其是金属、石块等；④加料量要适当；⑤各传动部件保持良好润滑性；⑥电机或传动部件加装保护罩；⑦注意防尘、清洁等。

第二节　筛析技术

一、筛析的含义与目的

筛析是固体粉末的分离技术。筛即过筛，系指粉碎后的药料粉末通过网孔性的工具，使粗粉与细粉分离的操作；析即离析，系指粉碎后的固体粉末借空气或液体（水）流动或旋转的力，使粗粉（重）与细粉（轻）分离的操作。

筛析的目的是达到粉末分等，满足医疗和制剂需要。另外，多种组分过筛后还有混合作用。

二、药筛的种类与规格

药筛系指按药典规定，全国统一用于药剂生产的筛，或称标准药筛。药筛可分为编织筛与冲眼筛两种。编织筛的筛网由不锈钢丝、铜丝、铁丝（包括镀锌的）、尼龙丝、绢丝编织而成。编织筛在使用时筛线易于移位，故常将金属筛线交叉处压扁固定。冲眼筛系在金属板上冲压出圆形或多角形的筛孔而成，筛孔固定，不变形，常用于高速粉碎机的筛板或丸剂的选丸。

药筛的孔径大小常以筛号表示。工业用标准筛常以目数表示，即以每英寸（2.54cm）长度上的筛孔数目来表示。如每英寸有120个孔的筛号称为120目筛，筛号数越大，粉末越细。如凡能通过120目筛的粉末称为120目粉。

《中国药典》所用的药筛，选用国家标准的R40/3系列，共规定了9种筛号，一号筛的筛孔内径最大，依次减小，九号筛的筛孔内径最小（表5-1）。

表5-1　药筛筛号
（引自：《中国药典》一部凡例）

筛号	筛孔内径（平均值）/μm	目号	筛号	筛孔内径（平均值）/μm	目号
一号筛	2000±70	10目	六号筛	150±6.6	100目
二号筛	850±29	24目	七号筛	125±5.8	120目
三号筛	355±13	50目	八号筛	90±4.6	150目
四号筛	250±9.9	65目	九号筛	75±4.1	200目
五号筛	180±7.6	80目			

三、粉末的分等

《中国药典》规定了6种粉末规格，粉末分等如下：

（一）最粗粉

指能全部通过一号筛，但混有能通过三号筛不超过20%的粉末。

（二）粗粉

指能全部通过二号筛，但混有能通过四号筛不超过40%的粉末。

（三）中粉

指能全部通过四号筛，但混有能通过五号筛不超过60%的粉末。

（四）细粉

指能全部通过五号筛，并含能通过六号筛不少于95%的粉末。

（五）最细粉

指能全部通过六号筛，并含能通过七号筛不少于95%的粉末。

（六）极细粉

指能全部通过八号筛，并含能通过九号筛不少于95%的粉末。

四、过筛与离析器械

（一）过筛器械

药粉在静止状态由于受相互摩擦及表面能的影响，易形成粉块不易通过筛孔。当施加外力振动时，各种力的平衡受到破坏，小于筛孔的粉末能够通过筛网，所以过筛时需要不断振动。药粉中含水量较高时应充分干燥后再过筛。易吸潮的药粉应及时过筛或在干燥环境中过筛。药筛中药粉量不宜过多，保证药粉有充分的机会在筛网内有较大范围的移动而便于过筛。

常用的过筛器械有手摇筛、圆形振荡筛、悬挂式偏重筛粉机以及电磁簸动筛粉机等。

1.手摇筛

手摇筛系由不锈钢丝、铜丝、尼龙丝等编织的筛网。按照筛号大小依次叠成套（亦称套筛）。应用时选用所需要号的药筛，上面盖子盖好，以手摇动过筛。此筛多用于小生产，也适用于筛毒性、刺激性或质轻的药粉，避免粉尘飞扬。

2.圆形振荡筛

圆形振荡筛由料斗、振荡室、联轴器、电机组成。振荡室内有偏心轮、橡胶软件、主轴、轴承等。可调节的偏心重锤经马达驱动传达到主轴中心线，在不平衡状态下，产生离心力，使物料运动轨迹强制改变，物料在筛内形成轨道旋涡。适用于流水作业，是粗细药粉连续过筛出料的理想设备。整机结构紧密，体积小，不扬尘，噪声低，能耗低。

3.悬挂式偏重筛粉机

利用偏重轮转动时的不平衡惯性而产生振动。适用于矿物药、化学药及无显著黏性中药粉末的过筛。

4.电磁簸动筛粉机

电磁簸动筛粉机系利用较高频率（达每秒200次以上）与较小幅度（其振动幅度在3mm以内）造成簸动。由于振幅小，频率高，药粉在筛网上跳动，故能使粉粒散离，易于通过筛网，加强其过筛效率。该机适用于黏性较强的药粉，如含油脂或树脂的药粉过筛。

（二）离析器械

物料被粉碎后，再利用旋风分离器将药粉从气流中分离出来，这是气固分离的主要步骤，最后用袋滤器将残余气流中的极细粉分离出来，达到基本分离的目的。常用的离析器械有以下两种：

1.旋风分离器

旋风分离器是利用离心力分离气体中细粉的设备，其主要部分是一个带锥形的圆筒，在上段切线方向有一个气体入口管，并在圆筒顶上装有一个插入内部一定深度的排气管，下段锥形筒底有接受细粉的出粉口。含细粉气体以很大的速度（20～30m/s）沿入口管的切线方向进入旋风分离器的壳体内，沿着器壁呈螺旋形运动。由于带细粉的气流在器内做向下旋转运动，其中细粉受离心力的作用被抛向外周，与器壁撞击后，失去动能而沉降下来，由出粉口落入收集袋里，分离干净后的气体从中心的出口管排出。

旋风分离器是一种构造简单、分离效率高的细粉分离装置，其分离效率为70%～90%气体中的细粉不能完全除去，对气流变动较敏感。

2.袋滤器

袋滤器在制剂生产中应用较广，它是进一步分离气体与细粉的装置。在外壳内安装有多个长为2～3.5m，直径为0.15～0.20m的滤袋。滤袋用棉织或毛织品制成。各袋都平行以列管形式排列，其下端紧套在花板的短管上，其上端钩在可以颤动的框架上。当含有微粒的气体从滤袋一端进入滤袋后，空气可透过滤袋，而微粒便被截留在袋内，待一定时间后清扫滤袋，收集极细粉。

袋滤器的优点是截留气流中微粒的效率很高，一般可达94%～97%，甚至高达99%，并能截留直径小于$1\mu m$的细粉。它的缺点是滤布磨损和被堵塞较快，不适用于高温潮湿的气流。

目前，国内常见的是将粉碎机和旋风分离器与袋滤器串联组合起来，成为药物粉碎、分离的整体设备。

中医诊断与临床用药

第三节　混合技术

一、混合的含义与目的

混合是指将两种以上固体粉末相互均匀分散的过程或操作。混合是散剂、颗粒剂、胶囊剂、片剂等固体制剂操作的重要步骤。

混合的目的是使多组分物质含量、色泽均匀一致，以保证药物剂量的准确与用药安全。

二、影响混合的因素

（一）组分药物比例量

组分中药物比例量相差悬殊时，不易混合均匀。这种情况可采用配研法（俗称"等量递增法"）混合。其方法是：取量小的组分与等量的量大组分，同时置于混合器中混匀，再加入与混合物等量的量大组分稀释均匀，如此倍量增加至加完全部量大的组分为止，混匀，过筛。

当处方中含有毒剧或贵重药物时，宜采用配研法混匀。

（二）组分色泽

组分中药物色泽相差悬殊时，常用"打底套色法"进行混合。打底系指将量小、色深、质重、毒剧药粉先放入乳钵（之前用其他色浅药物先饱和乳钵内面表面能）作为基础，即为"打底"，然后将量大、色浅、质轻的组分逐渐分次加入乳钵中，轻研，使之混匀，即为"套色"，再按配研法操作，直至全部混合均匀。

（三）组分中药物的密度

组分中药物密度相差悬殊时，不易混合均匀。应先加入密度小的药物，再加入密度大的药物。

（四）其他

组分中药物的粉体性质会影响混合均匀性，如粒子的粒径、形态、分布、含水量、黏附性等，另外，混合时间、混合设备等也会影响混合均匀性。

三、混合机理

（一）切变混合

切变混合是指固体粉末的不同组分在机械力作用下，在其界面间发生切变而达到混合。若切变力平行于粉末的交界面，则不相同的粉层将互相稀释而降低双层之间的分离程度；发生在其交界面垂直方向上的切变力，也可降低双层间的分离程度而达到混合目的。如研磨混合。

（二）对流混合

对流混合是指固体粉末的不同组分在机械力作用下，产生较大的位移进行的混合。如翻转混合。对流混合的效率取决于混合器械的类型和操作方式。

（三）扩散混合

扩散混合是指相邻粒子间产生无规则运动时相互交换位置所进行的局部混合，当颗粒在倾斜的滑动面上滚下来时发生。如搅拌混合。

在实际操作过程中，混合一般不以单一方式进行，而是切变、对流、扩散等综合作用的结果。因所用混合器械和混合方法不同，会以其中某种方式混合为主。

四、混合技术

（一）搅拌混合

少量药物配制时，可以反复搅拌使之混合。药物量大时用该法不易混匀，生产中常用搅拌混合机，经过一定时间混合，可使之均匀。

（二）研磨混合

研磨混合是指将药物粉末置容器中通过研磨进行的混合。适用于小量尤其是一些结晶性药物的混合，不适宜于具吸湿性和爆炸性成分的混合。

（三）过筛混合

先将组分中的药物初步混合，再通过过筛的方法混匀。对于密度、粒径相差悬殊的组分来说，过筛以后还须加以搅拌才能混合均匀。

五、混合设备

（一）槽形混合机

槽形混合机主要部分为混合槽，槽上有盖，均由不锈钢制成。槽内装有双"~"形与旋转方向成一定角度的搅拌桨，用以混合粉末。槽可绕水平轴转动，以便卸出槽内粉末。该机器除适用于各种药粉混合以外，还可用于颗粒剂、片剂、丸剂、软膏等团块的混合和捏合。

（二）混合筒

密度相近的粉末，可采用混合筒混合。其形状有V形、双圆锥形及正立方体形等。将轴不对称地固定在筒的两面，由传动装置带动。但转速有一定限制，如转速太快则由于离心力的作用，使粉末紧贴筒壁而降低混合效果。V形混合机混合速度快，应用非常广泛。

（三）双螺旋锥形混合机

双螺旋锥形混合机主要由锥形筒体、螺旋杆和传动装置等组成；由于混合某些药粉时可能产生分离作用，因此可采用非对称双螺旋锥形混合机。工作时螺旋杆在容器内既有公转又有自转。两螺旋杆的自转可将物料自下而上提升，形成两股沿锥体壁上升的螺柱形物料流，并在锥体中心汇合后向下流动，从而在筒体内形成物料的总体循环流动。同时，螺旋杆在筒体内做公转，使螺柱体外的物料不断混入螺柱体内，从而使物料在整个锥体内不断混掺错位。

双螺旋锥形混合机可密闭操作，并具有混合效率高，操作、维护、清洁方便等优点，对大多数粉粒状物料均能满足其混合要求。

（四）二维运动混合机

二维运动混合机主要由混合筒、传动系统、机座和控制系统等组成。混合筒可同时进行转动和摆动，其内常设有螺旋叶片。工作时，物料在随筒转动、翻转和混合的同时，又随筒的摆动而发生左右来回地掺混运动，两种运动的联合作用可使物料在短时间内得以充分混合。

（五）三维运动混合机

三维运动混合机是筒体在主动轴的带动下，做周而复始的平移、转动和翻滚等复合运动，促使物料沿着筒体做三向复合运动，从而实现多种物料的互相流动、扩散、积聚、掺杂，以达到均匀混合的目的。该机混合筒多方向运动，物料无离心力作用，无密度偏析及分层、积聚现象，是目前最理想的混合设备。对粒度、密度不同的物料均能进行较好的混合，但混合量小于二维运动混合机。

第四节　浸提技术

一、概述

浸提，又称提取，系指采用适当的溶剂和方法将饮片中的有效成分浸出的操作。

浸提的目的是尽可能多地提出饮片中的有效成分，除去无效成分，提高疗效，促进吸收，减少服药量，便于服用，方便制成适宜的制剂等。

大多数饮片需要进行浸提，而饮片浸提过程中所浸出的成分种类（或性质）与中药制剂的疗效具有密切的关系。饮片成分概括说来可以分为4类，即有效成分（包括有效部位）、辅助成分、无效成分和组织成分。

二、浸提的过程

对大多数饮片来说，细胞内的成分浸出，需经过一个浸提过程。浸提过程一般分为：浸润、渗透、解吸、溶解、扩散等几个相互联系的阶段。

（一）浸润与渗透

要将饮片中的有效成分提取出来，溶剂必须湿润饮片的表面，并能进一步渗透到饮片的内部，即必须经过一个浸润与渗透阶段。

（二）解吸与溶解

由于饮片成分相互之间及与细胞壁之间存在一定的相互吸附作用，所以，当溶剂渗入饮片时，溶剂必须首先解除这种吸附作用（这一过程即为解吸阶段），才可使有效成分以分子、离子或胶体粒子等形式溶解或分散于溶剂中（这一过程即为溶解阶段）。

（三）扩散

当浸出溶剂溶解大量药物成分后，细胞内液体浓度显著增高，使细胞内外出现浓度差和渗透压等。所以，细胞外侧纯溶剂或稀溶液向细胞内渗透，细胞内高浓度的液体可不断地向周围低浓度方向扩散，至内外浓度相等、渗透压平衡时，扩散终止。因此，细胞内外浓度差是渗透或扩散的推动力。

三、影响浸提的因素

影响浸提的因素较多，它们分别作用于上述浸提过程的一个或几个阶段，而且彼此之间常有相互的关联或影响。

（一）饮片的粒度

饮片的粒度主要影响渗透与扩散两个阶段。饮片粒度小，在渗透阶段，溶剂易于渗入饮片颗粒内部；在扩散阶段，由于扩散面大、扩散距离较短，有利于药物成分扩散。但粉碎过细的植物饮片粉末，不利于浸出。因此，饮片应粉碎成适宜的粒度。

（二）饮片的性质

小分子成分比大分子成分易于浸出。因此，小分子成分主要在最初部分的浸出液内，大分子成分主要存在于继续收集的浸出液内。饮片的有效成分多属于小分子物质，大分子成分多属无效成分。但应指出，饮片成分的浸出速度还与其溶解性有关，易溶性物质的分子即使大，也能先浸出来。

（三）浸提温度

浸提温度升高，可使分子的运动加剧，从而加速溶剂对饮片的渗透及对药物成分的解吸、溶解，同时促进药物成分的扩散，提高浸出效果。而且温度适当升高，可使细胞内蛋白质凝固破坏，杀死微生物，有利于浸出和制剂的稳定性。但浸提温度升高能使饮片中某些不耐热成分或挥发性成分分解、变质或挥发散失。此外，温度升高，往往无效成分也浸出较多，放冷后会因溶解度降低和胶体变化而出现沉淀或浑浊，影响制剂质量和稳定性，并给过滤、分离、纯化等操作带来困难。因此浸提过程中，要适当控制温度。

（四）浸提时间

浸提过程的每一阶段都需要一定的时间，若浸提时间过短，将会造成饮片成分浸出不完全。但当扩散达到平衡后，时间即不起作用。此外，长时间的浸提往往导致大量杂质溶出和有效成分破坏。

（五）溶剂量和浸提次数

浸提溶剂用量应视饮片性质、溶剂种类和浸提方法而定，一般应大于饮片的吸液量与有效成分可溶解量之和。溶剂量确定情况下，多次浸提可提高浸提效率。

（六）浓度梯度

浓度梯度又称浓度差，系指饮片组织内溶液与其外部溶液的浓度差，它是扩散作用的主要动力。浸提过程中，若能始终保持较大的浓度梯度，将大大加速饮片内成分的浸出。浸提过程中的不断搅拌、经常更换新溶剂、强制浸出液循环流动、采用流动溶剂渗漉等，均是为了增大浓度梯度，提高浸出效果。

（七）溶剂pH

调节适当的pH，有助于饮片中某些弱酸、弱碱性有效成分在溶剂中的解吸和溶解，如用酸性溶剂提取生物碱，用碱性溶剂提取皂苷等，均可提高浸提效果。

（八）浸提压力

提高浸提压力可加速溶剂对饮片的浸润与渗透过程，使饮片组织内更快地充满溶剂，并形成浓浸液，使产生扩散过程所需的时间缩短。同时，在加压下的渗透，尚可能使部分细胞壁破裂，亦有利于浸出成分的扩散。但当饮片组织内已充满溶剂之后，加大压力对扩散速度则没有影响。对组织松软的饮片和容易浸润的饮片，加压对浸出影响也不显著。

（九）新技术应用

如利用超声波提取法、超临界流体提取法、微波提取法等，不仅能提高提取效率，而且能提高制剂质量。

四、常用的浸提溶剂与辅助剂

常用的浸提溶剂除水和乙醇外，还常采用混合溶剂，或在浸提溶剂中加入适宜的浸提辅助剂。

（一）浸提溶剂

1.水

水作溶剂经济易得，极性大，溶解范围广。饮片中的生物碱盐类、苷类、苦味质、有机酸盐、鞣质、蛋白质、糖、树胶、色素、多糖类（果胶、黏液质、菊糖、淀粉等）、酶和少量的挥发油都能被水浸出。其缺点是浸出范围广，选择性差，容易浸出大量无效成分，给药液滤过带来困难，制剂色泽欠佳、易霉变、不易贮存，而且也能引起某些有效成分的水解，或促进某些化学变化。

2.乙醇

乙醇为半极性溶剂，溶解性能介于极性溶剂与非极性溶剂之间，可以溶解某些水溶性成分，又能溶解一些非极性成分，甚至少量脂肪也可被乙醇溶解。90%以上乙醇，可以浸提挥发油、脂溶性成分、树脂、色素等；70%～90%乙醇，可以浸提内酯、木脂素、苷元等；50%～70%乙醇，可以浸提某些生物碱、苷类等；50%或以下的乙醇，可以浸提蒽醌类、极性较大的黄酮类、极性较大的生物碱及其盐类等成分；乙醇含量大于40%时，能延缓许多药物，如酯类、苷类等成分的水解，增加制剂的稳定性；乙醇含量达20%以上时具有防腐作用。

利用不同浓度的乙醇可选择性地浸提饮片有效成分；乙醇的渗透力比水强；乙醇的比热小，沸点低，提取、浓缩耗能较水少。但乙醇易挥发、易燃；有一定的生理活性；价格较水贵。

3.其他溶剂

丙酮常用于新鲜动物饮片的脱脂或脱水，并具有防腐作用，但容易挥发和燃烧，具有一定的毒性，应控制其在制剂中的残留量；正丁醇常用于皂苷类成分的提取；乙酸乙酯常用于萜类及亲脂性物质的提取；乙醚、石油醚常用于脂肪油类较多的饮片脱脂。三氯甲烷等在中药生产中很少用于提取，一般仅用于某些成分的纯化。

（二）浸提辅助剂

加入浸提辅助剂的目的主要是为了有助于有效成分的溶出、提高其溶解度、减少无效成分或杂质的浸出等。常用的浸提辅助剂有酸、碱、表面活性剂等。

1.酸

加酸的目的是通过降低浸提溶剂的pH，使生物碱类成分成盐而有利于浸出，或提高部分生物碱的稳定性；或使有机酸类成分游离，便于用有机溶剂浸提；或除去酸不溶性杂质等。常用的酸为硫酸、盐酸、醋酸、酒石酸、枸橼酸等。生产中多用酸水或酸醇，并注意防范酸对管道、设备及操作人员可能造成的腐蚀；过量的酸可能引起药物成分的水解等。

2.碱

加碱的目的是通过升高浸提溶剂的pH，增加偏酸性有效成分的溶出、碱性成分的游离，中和饮片中有机酸，同时可以去除在碱性条件下不溶解的杂质等。常用的碱为氨水、饱和石灰水、碳酸钠等。碱的应用不如酸普遍。制剂生产中多用碱水或碱醇，并注意防范碱对管道、设备及操作人员可能造成的腐蚀。

3.表面活性剂

在浸提溶剂中加入适宜的表面活性剂，能降低饮片与溶剂间的界面张力，促进饮片表面的润湿性，有利于有效成分的浸提。常用的表面活性剂为聚山梨酯80、聚山梨酯20等非离子型表面活性剂。

另外，甘油、酶制剂也可作为浸提辅助剂应用。甘油为鞣质的良好溶剂，将其直接加入最初少量溶剂（水或乙醇）中使用，可增加鞣质的浸出；将甘油加到以鞣质为主要成分的制剂中，可增强鞣质的稳定性。饮片中通常含有较多纤维、淀粉、胶质等物质，影响浸提效果，通过酶对饮片的预处理，可以使某些物质降解，利于有效成分溶出。

五、浸提技术

根据饮片的性质、提取溶剂的性质及用药的要求选择合适的浸提方法。常用的浸提方法包括煎煮法、浸渍法、渗漉法、回流法、水蒸气蒸馏法、超临界流体提取法、半仿生提取法、超声波提取法等。

（一）煎煮法

煎煮法系指以水为溶剂，通过加热煮沸来提取饮片中有效成分的方法。

特点：该法应用广泛，操作简单安全，溶剂价廉易得，符合中医传统用药习惯，至今仍为最广泛应用的基本浸提方法。但此法浸提液中有较多的无效成分及杂质，给纯化带来不利，且煎出液易霉败变质。适用于极性较大的水溶性成分及对湿热较稳定的饮片成分的提取。

目前生产中普遍采用的设备是多能式提取罐。

多能式提取罐的主要特点是：①适应不同压力条件，可进行常压常温提取，也可以加压高温提取或减压低温提取；②应用范围广，无论水提、醇提、提油、蒸制或回收药渣中溶剂等均能使用；③采用气压自动排渣，操作方便，安全可靠；④提取时间短，生产效率高；⑤自动化程度高，设有集中控制台，利于流水线生产。

（二）浸渍法

浸渍法系指在规定温度下，用适宜的溶剂将饮片浸泡一定的时间，以浸提饮片有效成分的一种方法，是一种静态浸出方法。包括：

1.冷浸法

该法是在常温下进行的浸渍，故又称常温浸渍法。多用于制备酒剂和酊剂。

2.热浸法

该法是在一定温度下的浸渍，温度一般为40～70℃，与冷浸法相比可缩短浸提时间，但浸出液中无效成分或杂质较多。

3.重浸法

即多次浸渍法，此法可减少药渣吸附的有效成分。重浸法能较完全地浸出有效成分，减少损失。

特点：浸渍法适用于含有遇热易破坏或挥发性成分的饮片、黏性饮片、无组织结构的饮片、新鲜及易膨胀的饮片、一般的芳香性饮片；不适用于贵重饮片、毒性饮片及需要制成高浓度制剂的饮片；浸渍法所需时间较长，浸出成分不完全；不宜用水作溶剂，通常用不同浓度的乙醇或白酒，用量大。

浸渍过程中，将饮片粉碎成适宜的粒度，加强搅拌，或促进溶剂循环，或采用重浸法，可提高浸出效果。

（三）渗漉法

渗漉法是将粒度适宜的饮片粗粉置渗漉器内，溶剂连续地从渗漉器的上部加入，渗漉液不断地从其下部流出，浸出饮片有效成分的一种方法。

特点：渗漉法属于动态浸出。适用于含有遇热易破坏或挥发性成分的饮片、贵重饮片、毒性饮片、需要制成高浓度制剂和有效成分含量较低饮片的提取；不适用于新鲜饮片、易膨胀饮片、无组织结构的饮片的提取；渗漉时间较长，不宜用水作溶剂，通常用不同浓度的乙醇，用量一般较大。

渗漉法包括单渗漉法、重渗漉法、加压渗漉法、逆流渗漉法等。

1.单渗漉法

工艺流程：粉碎–润湿–装筒–排气–浸渍–渗漉。

（1）粉碎：供渗漉的饮片粒度过细或过粗，都会降低渗漉效率。过细易堵塞，吸附性增强，浸出效果差；过粗不易压紧，粉柱增高，减少粉粒与溶剂的接触面，不仅浸出效果差，而且溶剂耗量大。通常饮片要切成薄片、小段或粉碎成5～20目的粗粉。

（2）润湿：为了防止饮片粉末在渗漉容器中膨胀而造成过度致密或松紧不均匀，通常用适量的渗漉溶剂将饮片粉末进行充分的润湿和膨胀。所用润湿溶剂的量视饮片种类、粉碎粒度和溶剂浓度而定，溶剂量一般为饮片量的1～2倍，以药粉充分均匀润湿和膨胀为度。

（3）装筒：渗漉的饮片粉末装筒时要控制适宜的松紧度。过松，渗漉溶剂流经饮片粉末速度快，造成饮片中的有效成分浸出不彻底，而且溶剂用量大；过紧，易使渗漉速度减慢，甚至无法渗漉。正确的装筒操作为：分层装筒，层层压平，松紧适度。渗漉筒中药粉量装得不宜过多，一般装其容积的2/3，留一定的空间以存放溶剂。

（4）排气：在加渗漉溶剂前，应先打开渗漉液出口排出气泡，防止溶剂冲动粉柱，使原有的松紧度改变，影响渗漉效果。加入的溶剂必须始终保持浸没药粉表面，否则渗漉筒内药粉易于干涸开裂，这时若再加溶剂，则从裂隙间流过而影响浸出。

（5）浸渍：排气结束后关闭渗漉液出口，流出的漉液再倒入筒内，添加溶剂至浸没药粉表面数厘米，加盖浸泡1~2d，以保障溶剂的充分渗透、解吸、溶解和扩散。

（6）渗漉：渗漉的速度决定于饮片的质地和制备的要求。渗漉的速度要适宜，太快则饮片中的成分来不及浸出，渗漉液中药物浓度低；太慢则会降低渗漉速度与生产效率。一般采用慢速或快速渗漉。通常慢速渗漉的速度为每千克药粉1~3mL/分钟；快速渗漉的速度为每千克药粉3~5mL/分钟。渗漉液的量一般为饮片量的4~5倍。用渗漉法制备流浸膏时，先收集85%饮片量的初漉液另器保存，续漉液经低温浓缩后与初漉液合并，调整至规定量；用渗漉法制备酊剂等浓度较低的浸出制剂时，不需要另器保存初漉液，可直接收集相当于欲制备量的3/4的漉液，即停止渗漉，压榨药渣，压榨液与渗漉液合并，添加乙醇至规定浓度与容量后，静置，滤过，即得。

2.重渗漉法

重渗漉法是多个单渗漉的组合，是将渗漉液重复用作新药粉的溶剂，进行多次渗漉以提高浸出液药物浓度的方法。由于多次渗漉，则溶剂通过的粉柱长度为各次渗漉粉柱高度的总和，故可以减少溶剂用量，提高渗漉液中药物浓度，提高渗漉效率。

3.加压渗漉法

加压渗漉法是通过施加一定压力的措施进行的多级渗漉。目的是充分利用浓度差，加快渗漉速度，提高渗漉效率。

4.逆流渗渡法

逆流渗漉法是饮片与溶剂在浸出容器中，沿相反方向运动，连续而充分地进行接触提取的方法。通过控制物料推进速度和溶剂流速可获得要求浓度的渗漉液。

（四）回流法

回流法是采用乙醇等有机溶剂提取饮片，溶剂由于受热而挥发，经过冷凝器时被冷凝而流回浸出容器中，如此循环直至达到提取要求的提取方法，包括回流热浸法（溶剂用量较多，提取时循环使用，但不能更新）和回流冷浸法（溶剂用量较少，提取时可循环和更新）。

特点：回流法节省溶剂用量，但由于浸出液有效成分受热时间较长，故只适用于热稳定的饮片成分浸出。

（五）水蒸气蒸馏法

水蒸气蒸馏法系指将含有挥发性成分的饮片与水或水蒸气共同蒸馏，挥发性成分随着水蒸气被蒸出，经冷凝器冷却后，分离出挥发性成分的浸提方法。

水蒸气蒸馏法遵循道尔顿定律，即相互不溶解也不产生化学作用的混合液体的蒸气总压等于该温度下各组分饱和蒸气压（即分压）之和。因为混合液的总压大于任一组分的蒸气分压，故混合液的沸点要比任一组分液体单独存在时为低。因此，尽管各组分本身的沸点高于混合液的沸点，但当分压总和等于大气压时，液体混合物即开始沸腾并被蒸馏出来。

特点：在较低的沸点下沸腾。适用于具有挥发性，能随水蒸气蒸馏而不被破坏，与水不发生反应，又难溶或不溶于水的化学成分的提取、分离。如中药挥发油的提取。

1.水中蒸馏（共水蒸馏）

水中蒸馏系指饮片与水在提取器中一同加热的蒸馏方法。特点是在提取挥发性成分的同时得到煎煮液，故又有"双提法"之称。

2.水上蒸馏

水上蒸馏系指加热的水蒸气通过放在隔板上的饮片而将其中的挥发性成分蒸出。适用于提取轻质挥发性成分而不需要水煎液的饮片。

3.通水蒸气蒸馏

通水蒸气蒸馏系指在饮片中直接通入热的高压蒸汽的蒸馏方法。其特点和应用介于水中蒸馏和水上蒸馏之间。

（六）超临界流体提取法

超临界流体提取法是利用处于临界温度与临界压力以上的流体，在一定的设备与条件下提取药物有效成分的方法。由于二氧化碳（CO_2）具有较低的临界温度和适宜的临界压力，常用CO_2作为超临界流体，故又称为CO_2超临界萃取法。

特点：①提取温度低，适于热敏性药物；②整个萃取过程密闭，排除了药物氧化和见光分解的可能性；③CO_2在超临界状态下具有类似液体的高密度性质、良好的溶解能力和类似气体的低黏度性质、高扩散性能，即在超临界状态下，流体兼有气液两相双重特点，将气体和液体的优点融于一体，因而提取速度快、效率高，萃取分离可一次完成；④提取的产品中没有溶剂残留；⑤用作超临界流体的CO_2无毒，无腐蚀性，价廉，可循环使用；⑥适于脂溶性、相对分子质量较小的药物萃取，对极性较大、相对分子质量较大的物质提取可以通过加入夹带剂，或升高压力等措施加以改善；⑦一次性投资大，属高压技术，对温度和压力比较敏感，即在临界点附近，若改变提取系统温度和压力，即使发生微小的变化，也会导致溶质的溶解度发生数量级的改变。

（七）酶法

酶是以蛋白质形式存在的生物催化剂，能够促进活体细胞内的各种化学反应。酶法是在溶剂提取的基础上，利用能与细胞壁反应的相应酶，破坏细胞壁结构，使有效成分溶解、混悬或胶溶于提取溶剂中，或选择相应的酶将饮片中的淀粉、果胶、蛋白质等无效成分分解出去而最大限度提取有效成分的一种方法。常用的植物细胞壁酶包括：果胶酶、半纤维素酶、纤维素酶、多酶复合体等。

特点：①具有专一性、可降解性、高效性，提取率高；②反应条件温和，降低提取难度；③操作简便易行，对设备要求不高；④达到低温仿生提取等。

（八）微波提取法

微波是波长介于1mm至1m、频率介于$3 \times (10^6 \sim 10^9)$ Hz之间的电磁波。微波提取系指饮片细胞内部水分吸收微波温度升高，压力增大，当内部压力超过细胞壁可承受的能力时，细胞壁破裂而导致细胞内的有效成分溶解在提取溶剂中的提取方法。

采用浸渍法、渗漉法、回流法提取饮片有效成分时均可以加入微波进行辅助提取，使之成为高效提取方法。

特点：①提取时间短，收率高，可避免长时间高温引起成分分解；②饮片不需要进行干燥等预处理；③热效率高，节省能源；④溶剂用量少，可节约成本，降低排污量；⑤对极性分子选择性加热的模式，可选择性提取目标成分；⑥可在同一装置中采用两种以上萃取剂分别萃取或分离所需成分；⑦提取温度低，不易糊化，分离容易，后续处理方便；⑧微波提取物纯度高，可水提、醇提，适用范围广。

（九）超声波提取法

超声波提取法是利用超声波产生的强烈振动、空化、热效应等增大物质分子运动频率和速度，增加溶剂穿透力，促使饮片中有效成分快速、高效率地提取出来的提取方法。

特点：①缩短提取时间，提高提取效率；②无须加热，避免了长时间高温对饮片中有效成分的破坏；③节能，减少提取溶剂的用量；④设备简单、操作方便。

（十）半仿生提取法

"半仿生提取法"是近几年提出的新方法。它是从生物药剂学的角度，将整体药物研究法与分子药物研究法相结合，模拟口服给药后药物经胃肠道转运的环境，为经消化道给药的中药制剂设计的一种新的提取工艺。目的是将饮片的有效成分最大限度地提取出来，以保持原方特有的疗效。具体操作是：先将饮片用酸水提取，再以碱水提取，提取液分别滤过、浓缩制成制剂。

特点：①体现单体成分与综合成分的统一；②体现口服给药特点与中医治病特点的统一；③提取过程符合中医配伍、临床用药特点和口服给药胃肠道转运吸收的特点；④体现中医治病多成分综合作用的特点，又可以用单体成分控制制剂质量；⑤有效成分损失少，成本低，生产周期短。

第五节 分离技术

提取液的分离系指将固-液分离，即将不溶性的固体物质用适当的方法从提取液中分离出去的过程。常用的分离方法有沉降分离法、离心分离法、滤过分离法等。

一、沉降分离法

沉降分离法系指在静态下，利用固体微粒自身重量自然下沉而与液体分离的方法。提取液或浓缩液经一定时间的室温或冷藏静置后，就会产生大量的沉淀，从而使固-液分离。

特点：操作简单，但沉淀时间长，效率低，沉淀对有效成分有吸附，且沉淀不完全，往往需要运用其他方法（过滤和离心等）进一步分离。适用于提取液中固体微粒多而质重的粗分离，不适用于固体微粒细小、黏度大的药液。

二、离心分离法

离心分离法是利用离心机高速旋转所产生的离心力，使药液中固体与液体或两种不相混溶的液体达到分离的方法。离心分离的外力是离心力，沉降分离的外力是重力，一般离心力是重力的1000倍或更高。所以，用沉降分离法和一般滤过分离法难以进行或不易分开时，可考虑选用适宜的离心机进行离心分离。离心机可按不同的标准分类：

（一）按分离因数 α 分类

α 是物料在离心时所承受的离心力和自身重力的比值。α 越大，表明离心机的分离能力越强。

（1）常速离心机 $\alpha < 3000$，适用于易分离的混悬滤浆及物料的脱水。

（2）高速离心机 $\alpha = 3000 \sim 50000$，主要用于细粒子、黏度大的滤浆及乳状液的分离。

（3）超速离心机 $\alpha > 50000$，主要用于微生物学、抗生素发酵液、动物生化制品等的固-液两相分离。

（二）按离心操作性质分类

（1）滤过式离心机如三足式离心机。

（2）沉降式离心机如实验室用沉淀离心机。

（3）分离式离心机如管式高速离心机。

此外，按加料、分离、洗涤、卸渣的操作方法不同，可分为间歇式离心机和连续式离心机；按离心机转鼓轴线位置可分为立式离心机和卧式离心机。

特点：分离速度快，效果好。适用于含有细小微粒的溶液、具有较大黏度的溶液以及密度不同而且相互不溶解的两种液体的分离。

常用的离心机有三足式离心机、上悬式离心机、卧式自动离心机、管式超速离心机、碟式离心机、真空冷冻离心机、沉淀离心机等。

三、滤过分离法

滤过分离法是指将固-液混合物强制通过多孔性介质，使固体微粒沉积或截留在多孔介质上，液体通过多孔介质，从而实现固-液分离的方法。多孔性介质称为过滤介质或滤材，被滤材截留的固体物料称滤渣或滤饼，通过滤材的溶液称滤液。

滤过的质量取决于过滤介质孔径的大小，同时过滤介质孔径的大小也影响滤过的速度。

（一）滤过方式

（1）表层滤过提取液中比滤材孔径大的固体微粒被截留而逐渐形成多孔状的致密滤层。这一滤层的存在会影响滤过的速度，但可以使滤液更澄清。如滤纸、薄膜滤过。

（2）深层滤过指小于滤材孔隙的微粒被截留在滤器的深层。如采用砂滤棒、垂熔玻璃漏斗等为过滤器械时，提取液中的固体微粒被阻挡在滤器内部通道中。

（二）影响滤过的因素

影响滤过的因素有滤器两侧的压力差、滤器面积、过滤介质或滤渣层的毛细管半径、过滤介质或滤渣层的毛细管长度、料液的黏度等。

可以采用加压或减压过滤、及时更换滤材、在料液中加助滤剂、料液经预滤处理、趁热滤过或保温滤过等来提高滤过效率。

（三）滤过方法

（1）常压滤过：常用玻璃、搪瓷、金属制漏斗等，金属漏斗包括金属夹层保温漏斗，可用于黏稠液体的滤过。此类滤器常用滤纸、纸浆或脱脂棉作过滤介质，一般用于小量液体过滤。

（2）减压滤过：又称真空滤过，是利用过滤介质下方抽真空的方法来增加滤器两侧压力的滤过方法。常用布氏漏斗、垂熔玻璃滤器（包括漏斗、滤球、滤棒）。布氏漏斗多用于滤过非黏稠性料液和含不可压缩性滤渣的料液，在注射剂生产中，常用于滤除活性炭。垂熔玻璃滤器常用于注射剂、合剂、滴眼剂的精滤。

（3）加压滤过：利用压缩空气或往返泵、离心泵等输送料液形成推动力作用而进行滤过操作的方法。常用板框压滤机。滤材根据需要可采用滤纸、滤布或微孔滤膜。本机为加压密闭滤过，其效率高，滤过质量好，滤液损耗小。适用于黏度大、颗粒细小的液体密闭滤过。

（4）薄膜滤过：是利用对组分有选择透过性的薄膜，实现混合物组分分离的一种方法。

膜分离过程的推动力包括浓度差、压差和电位差。特点：操作简便、快速、经济，不破坏有效成分，机械化程度高。

1）微孔滤膜过滤：简称微滤。微滤所用微孔滤膜，孔径为0.03～10μm，主要滤除≥50μm的细菌和悬浮颗粒。用于以水为溶剂的注射剂、静脉输液的精滤，热敏性药液的除菌过滤，也可用于液体中微粒含量的分析和洁净室空气的净化等。

微滤的特点：孔径比较均匀；孔隙率高，滤速快；薄膜很薄，滤过时对药液产生的阻力小，对药物成分吸附少；性质稳定坚固，滤过时无介质脱落，不污染药液；但易堵塞，故料液必须先经预滤处理。

2）超滤：超滤膜是孔径比微孔滤膜更细微、结构特异的滤膜。超滤是一种能够对溶液进行净化、分离或者浓缩的膜透过法分离技术。超滤非对称结构的多孔膜孔径为1～20nm，主要滤除5～100nm的颗粒。所以超滤又是在纳米数量级进行选择性滤过的技术。适用于各种药液如合剂、注射剂、滴眼剂、静脉输液的精滤，多糖类、蛋白质、酶类的浓缩、分离、纯化、除菌，制备纯化水，还可作为部分代替传统的水醇法或醇水法的分离纯化工艺。

超滤膜的孔径规格是以相对分子质量截留值为指标，而不以尺寸大小为指标。如相对分子质量截留值为2万的超滤膜，能将绝大部分相对分子质量2万以上的溶质截留。超滤膜的截留性能还受分子形态、溶液条件及膜孔径分布的影响。

特点：成本低；操作方便；不吸附药物；不污染药液；易堵塞。

薄膜滤过常用的滤膜材料有混合纤维素酯滤膜、尼龙66、聚砜、陶瓷微孔膜、聚丙烯膜等，形态有平膜、管状膜、中空纤维膜等。超滤常用的设备有板框式超滤设备、中空纤维超滤设备、管状超滤设备等。

第六节　纯化技术

纯化系指采用适当的方法和设备除去提取液中杂质的操作技术。常用的纯化方法有：水提醇沉淀法、醇提水沉淀法、超滤法、盐析法、酸碱法、大孔树脂吸附法、吸附澄清法、透析法、萃取法等，其中以水提醇沉淀法应用尤为广泛。超滤法、吸附澄清法、大孔树脂吸附法越来越受到重视，已在中药提取液的纯化方面得到较多的研究和应用。

一、水提醇沉淀法（水醇法）

水提醇沉淀法是先以水为溶剂提取饮片有效成分，再用不同浓度的乙醇沉淀去除提取液中杂质的方法。广泛用于中药水提液的纯化，以降低制剂的服用量，或增加制剂的稳定性和澄明度。

（一）操作要点

（1）药液浓缩程度：药液浓缩得太稠，加乙醇时容易产生较多沉淀物而吸附或包裹有效成分，造成浪费；药液浓缩得太稀，要达到一定的醇浓度所需要的乙醇量大，给醇沉、滤过、回收乙醇等操作带来不便。通常浓缩的程度为50～60℃时的相对密度为1.0左右，或每1mL相当于原饮片1～2g。

（2）药液温度：在加入乙醇时，药液的温度一般为室温或更低，以防止乙醇挥发损失。

（3）醇沉浓度：加入乙醇量的多少，取决于所要纯化的程度和要求、药液中所含药物成分的性质。一般50%～70%乙醇可除去淀粉、黏液质等杂质，可以满足合剂及颗粒剂、片剂等固体制剂的制备要求；注射剂、静脉输液的生产中有时会用到70%～90%的醇沉浓度。

（4）乙醇加入的方式：多次醇沉、慢加快搅有助于杂质的除去和减少有效成分的损失。

（5）密闭冷藏：通过降低温度使药液中各物质的溶解度降低，有利于完全去除杂质，提高沉降速度，减少乙醇挥发。

（6）沉淀洗涤：为了避免在沉淀物中包裹或吸附有效成分，通常对沉淀物用与醇沉相同浓度的乙醇洗涤。

（二）特点

适用于在醇水中均有较好溶解性的有效成分，较醇水法可节约大量乙醇。但大量淀粉、蛋白质、黏液质等高分子杂质易被浸出。

二、醇提水沉淀法（醇水法）

醇提水沉淀法是先以适宜浓度的乙醇提取饮片成分，再加水沉淀除去提取液中的杂质的方法。本法应用也较为普遍，其基本原理及操作与水提醇沉淀法基本相同。适用于在醇水中均有较好溶解性的有效成分，可避免饮片中大量淀粉、蛋白质、黏液质等高分子杂质的浸出；水处理又可较方便地将醇提液中的树脂、油脂、色素等杂质沉淀除去。

三、盐析法

盐析法是在提取液中加入大量的无机盐，使某些水溶性成分溶解度降低、沉淀析出，而与其他成分分离的一种方法。主要适用于蛋白质的分离纯化，也常用于蒸馏液中挥发油的分离。

（一）基本原理

高浓度的盐能降低蛋白质的溶解度，并使之沉淀。高浓度的盐之所以能使蛋白质沉淀，其原因有两个：一是使蛋白质分子表面的电荷被中和；二是使蛋白质胶体的水化层脱水，使之易于凝聚沉淀。

（二）常用盐

盐析常用的盐有硫酸铵、硫酸钠、氯化钠等。硫酸铵为盐析时最常用的盐，其盐析能力强，饱和溶液的浓度大，溶解度受温度影响小，不会引起蛋白质明显变性。

（三）特点

安全简便，应用范围广；对设备和条件要求不高；蛋白质不变性；可以在室温下操作。适用于以蛋白质为有效成分的药液的分离纯化。

（四）影响盐析的因素

（1）盐的浓度：通常要达到盐析的目的，必须在药物溶液中加入大量的盐，只有高浓度的盐才能降低蛋白质的溶解度。

（2）离子强度：不同结构和性质的蛋白质决定了盐析时需要的离子强度。一般离子强度越大，蛋白质的溶解度越小。

（3）pH：调节溶液的pH达蛋白质等电点左右，可以降低蛋白质沉淀所需要的盐浓度，促使盐析进行。

（4）温度：对于温度敏感的蛋白质或酶类，盐析时应注意控制在较低温度下进行（4℃左右），并尽可能缩短操作时间，以防止蛋白质变性。

另外，蛋白质浓度、性质对盐析也有影响。

盐析后，滤液或沉淀物中均混入无机离子，可用透析法或离子交换法进行脱盐处理。

盐析法用于挥发油提取时，常用氯化钠，用量一般为20%～25%。通常于饮片的浸泡水中或蒸馏液中加入一定量的氯化钠，然后蒸馏，可加速挥发油的馏出，提高馏出液（或重蒸馏液）中挥发油的浓度；也可于重蒸馏液中，直接加入一定量的氯化钠，使油水更好地分层，以便分离。

四、酸碱法

酸碱法是在提取液中加入适量酸或碱，调节pH至一定范围，使药物成分溶解或析出，以达到分离目的的方法。如大多数生物碱、有机胺类一般不溶于水，加酸后生成盐而溶于水提液，再碱化后又重新游离而从水提液中析出，从而与杂质分离。而香豆精、芳香酸、黄酮苷、有机酸等酸性或中性成分，可利用其在碱性水溶液中溶解而在酸性水溶液中可以析出的特点，采用碱水提取，加酸又重新游离析出，从而与杂质分离。

酸碱法适用于大多数生物碱、有机酸类成分的纯化。

五、大孔树脂吸附法

大孔树脂吸附法是利用大孔树脂的良好网状结构和极高的比表面积，从提取液中选择性地吸附药物成分而达到分离与纯化的方法。大孔树脂按照树脂的孔度、孔径、比表面积、功能基团等分成许多型号，应用时应根据需要加以选择。

（一）基本原理

大孔树脂本身不含交换基团，能够从提取液中吸附药物成分，是由于所具有的吸附性和筛选性。吸附主要通过表面吸附、表面电性、范德华力或氢键等形式实现；筛选性是由大孔树脂的多孔性结构所决定的。

（二）特点

大孔树脂的品种众多，可以满足不同需求；溶媒用量少，操作方便，避免了液-液萃取法溶媒用量大，易产生乳化等问题；物理和化学性质稳定，不与药物中化学成分发生化学反应；再生容易，一般用稀醇、水、稀酸即可；吸附分离过程中受pH和无机盐的影响小，克服了离子交换树脂的不足；具有一定的脱色和去臭作用。

六、吸附澄清法

吸附澄清法系指在提取液或浓缩液中加入吸附澄清剂，促使不溶性的微粒聚合、絮凝，经滤过分离而去除杂质的方法。

（一）基本原理

1.凝聚作用

在提取液中加入无机电解质，通过电性中和作用使微粒靠近而聚集。常用凝聚剂有皂土（含水硅酸铝，使用浓度1%～2%）、碳酸钙［常与海藻酸钠、琼脂以1∶（1～2）合用，使用浓度0.05%∶0.1%］、硫酸铝（使用浓度0.001%∶0.02%）、硫酸钠（使用浓度0.1%）。

2.絮凝作用

采用相对分子质量大的高分子聚合物，通过长碳链上的活性基团吸附在分散体系中的微粒上，在微粒之间构成联系，又称架桥作用。常用的絮凝剂有鞣酸、明胶、蛋清、果汁澄清剂、海藻酸钠、壳聚糖、ZTC1+1天然澄清剂等。

（二）特点

不减少溶液中可溶性固体物，提高有效成分的含量，保证制剂疗效；不同的吸附澄清剂具有不同的去除杂质的能力，可以根据不同的需要选择不同的吸附澄清剂；可以克服水提醇沉操作的部分不足，如经醇沉处理的液体药物容易发生沉淀析出和粘壁现象，药物干膏粉末吸湿严重等；无毒，方便，经济，生产成本低；成品稳定性好。

七、透析法

透析法是利用小分子物质在溶液中可通过半透膜，而大分子物质不能通过的性质，借以达到分离的一种方法。可用于除去中药提取液中的鞣质、蛋白质、树脂等高分子杂质，也常用于某些具有生物活性的植物多糖的纯化。

透析时，对提取液进行预处理（如醇沉、离心等），可避免透析时药液中混悬的微粒阻塞半透膜的微孔；加温透析，可提高透析膜（袋）内药物分子的扩散（或运动）速度，从而加速透析过程；保持透析膜外一定的液面，可维持一定的透析时间，使透析达到一定的程度，避免由于液面过低使透析很快即达到动态平衡而增加透析（或换水）的次数，给操作带来麻烦；为保持膜内外有较大的浓度差，不仅要经常更换透析袋外的纯化水，而且要经常搅拌，使透析袋周围的浓透析液能较快地扩散到袋外的水中而降低膜内的药物浓度。

第七节　浓缩技术

一、概述

浓缩系指采用加热的方法将含有不挥发性药物溶液中的部分溶剂蒸发并除去或回收，以提高药液浓度的操作方法。

中药提取液需要浓缩制成一定相对密度的半成品，或进一步制成成品等。浓缩是中药提取液进一步处理的重要操作单元。蒸发和蒸馏均能达到浓缩的目的，蒸发不以回收溶剂为目的，而蒸馏则以回收溶剂为目的。

二、浓缩技术

根据饮片提取与纯化过程中所用的溶剂、提取液中药物性质、产品对药液浓缩程度的要求及溶剂是否回收等，实际操作中应结合蒸发浓缩设备与方法的特点，选择适宜的蒸发浓缩方法与设备。

（一）常压蒸发

常压蒸发又称常压浓缩，是药液在常压下进行蒸发浓缩的方法。在生产过程中通常应用于药物水溶液的浓缩，采用的设备多为敞口式可以倾倒的蒸发锅。对于含有乙醇或其他有机溶剂的提取液，应采用蒸馏等方法回收蒸发的溶剂。特点：浓缩速度慢、时间长，药物成分容易破坏。适用于非热敏性药物溶液的浓缩。

常压浓缩时应注意搅拌，以避免药液表面结膜，影响蒸发，并应随时排出所产生的大量水蒸气。

（二）减压蒸发

减压蒸发，是药液在密闭的容器内通过抽真空降低蒸发器内部的压力，从而降低药液沸点的沸腾蒸发。特点：由于压力降低，溶液的沸点降低，可减少热敏性物质的分解；增大传热温度差，强化蒸发操作；能不断地排除溶剂二次蒸汽，有利于蒸发顺利进行；可回收有机溶剂；二次蒸汽可再利用；减压蒸发比常压蒸发耗能大。减压浓缩常用的设备有如下几种：

1.减压蒸馏器

减压蒸馏器是利用抽气减压使药液在减压和较低的温度下浓缩的设备。适用于有效成分不耐热药液的浓缩和溶剂回收。

实际生产中，减压浓缩与减压蒸馏所用设备往往是通用的，减压蒸馏装置，又称减压浓缩装置。

2.真空浓缩罐

真空浓缩罐适用于以水为溶剂提取液的浓缩。操作过程同减压蒸馏器，只是加热产生的蒸汽由抽气泵直接抽入冷却水槽中。

（三）薄膜蒸发

薄膜蒸发又称薄膜浓缩，是将要浓缩的药液形成薄膜状，同时与药液剧烈沸腾时产生的大量泡沫相结合，达到增加药液的汽化面积，提高蒸发浓缩效率的方法。

薄膜蒸发通过两种方式实现浓缩：第一种是通过将药液在加热面上形成薄膜，不仅可以使药液具有较大的表面积，提高热传递的速度、药液受热均匀，同时没有静压的作用，可以克服过热情况；第二种是药液在加热面上受热后剧烈沸腾，可以产生很多泡沫，以泡沫的内外表面为蒸发面，增加了蒸发的面积。实际应用过程中要注意药液随着浓缩的进行会逐渐变稠，容易在加热面上黏附，增大热阻，影响蒸发。特点：蒸发速度快，受热时间短；不受料液静压和过热影响，成分不易被破坏；可在常压或减压下连续操作；能回收乙醇等有机溶剂。

薄膜浓缩设备主要有升膜式蒸发器、降膜式蒸发器、刮板式薄膜蒸发器、离心式薄膜蒸发器等。

（四）多效蒸发

多效蒸发又称多效浓缩，是利用将两个或多个减压蒸发器并联形成的浓缩设备进行药液浓缩的技术。操作时，药液进入减压蒸发器后，给第一个减压蒸发器提供加热蒸汽，药液被加热后沸腾，所产生的二次蒸汽通过管路通入第二个减压蒸发器中作为加热蒸汽，这样就可以形成两个减压蒸发器并联，称为双效蒸发器。同样可以将三个或多个蒸发器并联形成三效或多效蒸发器。目前生产中应用最多的是二效或三效浓缩。特点：由于二次蒸汽的反复利用，多效蒸发器属于节能型蒸发器，能够节省能源，提高蒸发效率。为了提高传热温度差，多效蒸发器一般在真空下操作，使药液在较低的温度下沸腾。

三效蒸发器按药液加入方式的不同可以分为顺流式、逆流式、平流式和错流式4种流程。

第八节 干燥技术

一、概述

干燥是利用热能除去固体物质或膏状物中所含的水分或其他溶剂，获得干燥品的操作过程。

在中药制剂的生产过程中，大多数工序均涉及干燥，如饮片的干燥、浸膏的干燥、辅料的干燥、固体制剂湿法制粒干燥、液体药剂和注射剂容器的干燥以及净化空气的干燥等。干燥的好坏，将直接影响到产品的内在质量。

物料中所含的水分有结合水分、非结合水分、平衡水分、自由水分4种。结合水分系指物料细胞中的水分和物料细小毛细管中的水分。结合水分与物料的结合紧密，难以从物料中去除。非结合水分系指物料粗大毛细管、物料孔隙中和物料表面的水分。非结合水分与物料结合力弱，易于去除。物料在一定温度和湿度条件下放置一定时间后，将会发生散失水分或吸收水分的过程，直到两者处于动态平衡。此时物料中所含的水分即为该条件下物料的平衡水分。物料中所含有的超过平衡水分的那部分水分即为自由水分。物料中所含的总水分为自由水分与平衡水分之和，在干燥过程中可以除去的水分只能是自由水分（包括全部非结合水分和部分结合水分），不能除去平衡水分。

二、干燥技术

由于被干燥物料理化性质复杂、种类繁多，对于成品要求也各不相同，因此，采用的干燥方法与设备也是多种多样的。下面重点介绍制药工业中最常用的几种干燥方法与设备类型。

（一）常压干燥

常压干燥系指在常压下，利用干热空气进行干燥的方法。本法为静态干燥，干燥温度应逐渐升高，以防"假干"现象。

1.烘干干燥

烘干干燥是指在常压下，将物料置于烘箱或烘房等干燥设备中，利用经加热干燥的空气进行干燥的方法。

特点：简便，应用广泛；干燥的时间长；干燥品呈板块状，颜色较深；粉碎较难。适用于对热稳定的药物。干燥过程中物料不能太厚，升温速度不宜太快。

2.滚筒式干燥

滚筒式干燥又称鼓式薄膜干燥，是将液体药物成薄膜状黏附在加热的不锈钢金属转鼓表面上，使药料中的水分得以除去的方法。设备有单滚筒式薄膜干燥器和双滚筒式薄膜干燥器。

特点：一定浓度的药液呈薄膜状，蒸发面大，干燥时间短，可减少热敏成分的破坏；干燥品呈薄片状，容易粉碎。适用于具有一定黏度和稠度的浸膏干燥和采用涂膜法制备膜剂。

3.带式干燥

带式干燥是指利用热气流、红外线、微波等使平铺在传送带上的物料得以干燥的方法。有单带式干燥、复带式干燥和翻带式干燥。

特点：物料受热均匀；省工省力。适用于中药饮片、茶剂［系指饮片或提取物（液）与茶叶或其他辅料混合制成的内服制剂］、颗粒剂等物料的干燥。

4.吸湿干燥

吸湿干燥是指将物料置于有干燥剂的干燥室内，通过吸水性强的干燥剂的吸湿作用而使物料干燥的方法。物料可以在常压和减压干燥器中干燥。常用的干燥剂有无水氯化钙、变色硅胶、五氧化二磷等。

特点：简便，易于操作；各种消耗少；每次干燥的样品少。适用于样品量小、含水量不大、对热敏感物料的干燥。

（二）减压干燥

减压干燥系指在密闭的容器中通过抽真空而进行干燥的方法。

特点：干燥温度低，干燥速度快；减少了物料与空气的接触机会，避免污染或氧化变质；产品呈松脆的海绵状，易于粉碎；适用于热敏性物料，或高温下易氧化，或排出的气体有价值、有毒害、有燃烧性时，可将这些气体回收；但生产能力小，间歇操作，劳动强度大。干燥过程中应通过控制真空度、物料的装量、加热的温度等来避免物料过度起泡而溢盘，造成损失。

（三）流化干燥

流化干燥又称动态干燥，可以使被干燥物料的受热和传热及水分蒸发的速率大大增加，提高干燥效率。沸腾干燥、喷雾干燥就是采用了流化技术，将干燥并经预热的气流通入干燥室内，使物料沸腾、悬浮的同时降低干燥空间的相对湿度。

1.喷雾干燥

此法是流化技术应用于液态物料干燥的一种较好方法。它是将浓缩至一定相对密度的药液,通过喷雾器喷射成细雾状后与一定速度的干热空气接触并进行热交换,使物料中水分迅速蒸发而得以干燥的方法。

特点:药液呈细雾状,表面积很大,为瞬间干燥,干燥可以在几秒或几十秒内完成;干燥品多为疏松的细小颗粒或粉末,能保持药物原有的气味和色泽,溶解性好,属于液体药物粉末化技术,减少了粉碎、筛析等工序;根据需要改变工艺参数可以得到不同粗细度和含水量的产品;操作流程管道化,符合GMP要求,适用于液体药物的干燥,尤适用于热敏性药液的干燥;但进风温度较低时,热效率低,且喷雾干燥设备庞大,清洁困难。

2.沸腾干燥

沸腾干燥又称流化床干燥,它是将干燥的热空气以一定的速度通入干燥室内,将颗粒吹起呈悬浮状态,似开水"沸腾状"的干燥方法。热空气在湿颗粒间通过,在动态下进行热交换,带走水分而达到干燥的目的。

特点:不需翻料,能自动出料;热利用率高,速度快;但耗能大,清洁困难。适用于颗粒状物料的干燥,如颗粒剂、胶囊剂、片剂湿法制出的颗粒和水丸的干燥。

沸腾干燥设备主要由空气预热器、沸腾干燥室、旋风分离器、细粉捕集室和排风机等组成。沸腾干燥设备有多种形式,目前使用较广的是负压卧式沸腾干燥床。

(四)冷冻干燥

冷冻干燥系指利用低温减压条件下冰的升华作用使物料在较低温度下脱水而被干燥的方法,又称升华干燥。

特点:物料在高度真空及低温条件下干燥,可避免热敏性药物、易氧化药物的破坏;干燥品多孔疏松,溶解性好;含水量低,有利于药品长期贮存;冷冻干燥需要特殊设备,成本较高。适用于热敏性药物的干燥,如各种血液制品、生物制品等。

(五)红外线干燥

红外线干燥是利用红外线辐射器所产生的电磁波,使物料分子产生强烈振动,直接转变为热能,使物料中水分汽化而除去的一种干燥方法。红外线干燥属于辐射加热干燥。红外线是介于可见光与微波之间的电磁波,其波长范围为0.76~1000μm。

特点:热效率较高,干燥速率快;物料的表面和内里能够同时吸收红外线,使物料受热均匀,成品质量好。适于热敏性物料的干燥,尤适用于低溶点或具有较强吸湿性的物料以及粉末、颗粒、小丸等物料表层的干燥。

(六)微波干燥

微波干燥是物料中的水分在高频电磁场中吸收能量后,不断快速转动、碰撞和摩擦,从而使物料被加热而干燥的方法。微波是一种高频波,其波长为1mm至1m。常用微波加热干燥的频率为915MHz和2450MHz,后者在一定条件下兼有灭菌作用。

特点:穿透力强,物料的表面和内部能够同时吸收微波,使物料受热均匀,因而加热效率高，干燥时间短，干燥速度快，产品质量好；有杀虫和灭菌的作用；设备投资和运行的成本高。适用于含有一定水分而且对热稳定药物的干燥或灭菌，生产中较多应用于药材、饮片、药物粉末、丸剂等的干燥。

参考文献

[1] 杨明. 中药药剂学[M]. 北京：中国中医药出版社, 2016.

[2] 陈琼, 李恒. 中药制剂技术[M]. 北京：中国农业大学出版社, 2014.

[3] 宋立富, 马芳. 中医药学基础[M]. 西安：第四军医大学出版社, 2015.

[4] 陈家旭. 中医诊断学[M]. 北京：中国中医药出版社, 2015.

[5] 李灿东. 中医诊断学[M]. 北京：中国中医药出版社, 2016.

[6] 吴承玉, 徐征. 中医诊断学速记[M]. 北京：中国中医药出版社, 2016.

[7] 赵桂芝, 杜金双. 中医诊断学[M]. 西安：西安交通大学出版社, 2013.

[8] 王海燕. 传统中医诊断治疗学[M]. 长春：吉林科学技术出版社, 2014.

[9] 何建成. 中医诊断学[M]. 北京：清华大学出版社, 2012.

[10] 陈俞池. 中医诊断学[M]. 北京：人民军医出版社, 2014.

[11] 朱文锋, 袁肇凯. 中医诊断学[M]. 北京：人民卫生出版社, 2011.

[12] 吴承玉. 中医诊断学[M]. 上海：上海科学技术出版社, 2011.

[13] 袁肇凯. 中医诊断学[M]. 北京：中国中医药出版社, 2007.

[14] 陈萌. 中医学基础[M]. 北京：中国中医药出版社, 2016.

[15] 周少林, 李向荣. 中医学基础[M]. 天津：天津科学技术出版社, 2012.

[16] 王彩霞. 中医学基础[M]. 上海：上海科学技术出版社, 2013.

[17] 谢宁. 中医学基础[M]. 北京：中国中医药出版社, 2011.

[18] 朱艳, 张叶. 中药制剂分析技术[M]. 重庆：重庆大学出版社, 2016.

[19] 郜凤香. 中药制剂技术[M]. 郑州：郑州大学出版社, 2015.

[20] 李江英, 张亚军. 现代中药制剂理论与实践[M]. 西安：陕西科学技术出版社, 2016.

[21] 郑永安, 丁丽. 实用中药制剂技术[M]. 郑州：郑州大学出版社, 2013.

[22] 张媛. 中药制剂技术[M]. 郑州：河南科学技术出版社, 2012.

[23] 周勇. 中药制剂技术[M]. 北京：中国医药科技出版社, 2011.

[24] 沈雪梅. 中药制剂学[M]. 北京：中国医药科技出版社, 2006.

[25] 卓菊, 宋金玉. 全国医药高等职业教育药学类规划教材：中药制剂检测技术[M]. 北京：中国医药科技出版社, 2013.